养心术

和焦虑说拜拜

[美]艾玛·弗兰彻，玛莎·兰利◎著

任秋兰◎译

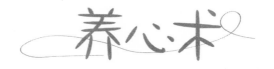

北京师范大学出版集团
BEIJING NORMAL UNIVERSITY PUBLISHING GROUP
北京师范大学音像出版社

Original edition published in English under the title of Free Yourself from Anxiety by How To Books Ltd(info@howtobooks. co. uk)
English Language Edition © 2009 Emma Fletcher and Martha Langley
The simplified Chinese translation Copyright © 2013 by Beijing Normal University Press (Group) Co. ,LTD.
This translation is published by arrangement with How To Books Ltd through Rightol Media in Chengdu(本书中文简体版权通过成都锐拓传媒广告有限公司授权 Email:copyright@rightol. com).
北京市版权局著作权合同登记图字 01－2012－1568 号

图书在版编目(CIP)数据

养心术　和焦虑说拜拜／(美)弗兰彻，(美)兰利著；任秋兰译．—北京：北京师范大学出版社，2013.5
　　ISBN 978－7－303－15005－2

　　Ⅰ．①养… Ⅱ．①弗…②兰…③任… Ⅲ．①焦虑－防治
Ⅳ．① R749.7

中国版本图书馆 CIP 数据核字（2012）第 170950 号

营 销 中 心 电 话　010-58805072 58807651
京师心悦读新浪微博　http://weibo.com/bjsfpub

YANGXINSHU HE JIAOLV SHUOBAIBAI

出版发行：北京师范大学出版社 www.bnupg.com
　　　　　北京新街口外大街 19 号
　　　　　邮政编码：100875

印　　刷：北京京师印务有限公司
经　　销：全国新华书店
开　　本：135 mm × 215 mm
印　　张：9
字　　数：185 千字
版　　次：2013 年 5 月第 1 版
印　　次：2013 年 5 月第 1 次印刷
定　　价：34.00 元

策划编辑：谢雯萍　　　　责任编辑：刘　畅
美术编辑：袁　麟　　　　装帧设计：红杉林文化
责任校对：李　菡　　　　责任印制：陈　涛

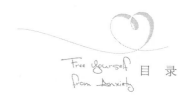

Free yourself
from Anxiety 目　录

第四部分
重新主宰自己的生活

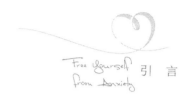

焦虑之黑洞

对绝大多数人而言，焦虑就像由天而降，如一把巨斧对你当头一击。前一分钟你还在快快乐乐地生活，后一分钟你却突然惊恐万分、心烦意乱、呼吸困难，你深信你即将死亡或者因为你的过错别人即将死亡。

有可能你马上去看医生，也有可能你独自承受这种煎熬一直到你不能承受为止。但是你早晚会被告知这种情况属于焦虑。只是焦虑而已。

但是这听起来似乎毫无意义。你知道什么是焦虑？焦虑是指你一边不停地看着表一边不安地猜测别人为什么会迟到；焦虑是指当你在山上停车时再看一眼是否拉下手刹。你不相信这个活生生的噩梦会把生命中的每一分钟都变成了无尽的担忧和痛苦的折磨。

尽管如此，它也的确是你生命中的噩梦。但是如果你的担忧超出了正常范围，就变成了焦虑症。换言之，人人都经历过焦虑，但并不是每一个人都会患上焦虑症。在本书中，当我们大写单词焦虑（anxiety）的首字母"A"时，我们就是在谈论焦虑症这种疾病。焦虑症是可以治愈的。国民健康机构会提供相关有效的帮助，但是要等好长时间才会轮到你。如果你宅在家里，让医生上门来治疗，那么你等候的时间有可能会更加的漫长。在此期间何不自我治疗呢？

有一些人通过自我治疗能够彻底康复，而有一些人则需要专业治疗来摆脱焦虑症。

但无论如何，开始治疗时，对自己的疾病有着正确的自我认知和较好的理解是非常重要的。

焦虑症是一个黑洞，并且是一个很挑剔的黑洞，它会吞噬你所有的希望、快乐和未来计划，更糟糕的是，它会带走你所有的活力，只留给你恐惧、担忧和疲倦。难怪你会精神不振，没有精力来做康复治疗；难怪你总喜欢待在安乐窝里，无所事事。

但是，这种局面是可以扭转的，脱离焦虑症的黑洞也不是可望而不可即的。本书的目的就是帮助你制定并执行自我康复计划。按照自己的节奏进行，一步一步地，你会脱离焦虑症的漩涡，重拾你的幸福生活。

需配备的物品

你需要两样基本的物品。

一本笔记本——在使用本书期间你需要做一些笔记。有时候你需要回头翻翻笔记来看一下自己的进展情况，所以笔记本要比一沓散纸好得多。

一盘放松磁带或一张光碟——在自我康复之前，现在就去准备，以备不时之需。你可以在任何一家音像店买到它，也可以在大部分的健康食品店和药店买到它。如果你宅在家里，你可以让别人帮你买，或者使用这个领域的慈善机构提供的邮购服务。

深度放松对于摆脱焦虑症至关重要。这种放松和看电视、读书或你选择的其他的放松方式是不一样的。上边的这些放松方式对你有益，但是你更需要深度放松。在第六章里面有更详细的相关论述。

你应该买带录音而不是只带音乐的磁带或光碟。这种磁带或光碟主要有两种类型：

渐进式肌肉放松类型：在听磁带录音的过程中进行绷紧和放松肌肉的训练。

可视法类型；磁带（光碟）录音为你描述一个令人心旷神怡的地方，例如，一座美丽的花园或一个几乎没有人的热带海滨。

选择你喜欢的一种。你也可以两种都买，播放完它们之后再决定喜欢哪一种类型。假如你不喜欢倾听陌生的声音的话，你可以录制自己的声音或者让一个你信任的人为你录音。

患者如是说

本书中所有的例子都来自于现实生活，来自于发生在焦虑症患者身上的故事。有的患者向我们口述了他们的经历，有的患者写下了他们的经历。对此我们没有做改动。他们对于焦虑症造成的折磨深有感触。现在我们就来加入他们。

"过去我服用了 36 年的安眠药。我的体会是你的身体会产生耐药性，但是一旦你停止服用安眠药，你又会有焦虑的症状，并且越来越严重。"

——安德里亚

"我有一个比我聪明的哥哥，而我 8 岁时得了口吃，这让我很难为情。"

——安德鲁

"我正乘坐公交车去看我妈妈，突然间我感到身体不舒服，晕晕乎乎的，我很害怕。我感觉心脏病马上要发作了，无法呼吸，喘不过气来。"

——布里奇特

"妈妈曾经说过我从小就不安分，我也认为我从小就是一个焦虑不安的孩子。我以前从来没有过安全感，这可能是由于我 4 岁时遭遇的一次创伤经历造成的。"

——布里奇特

"让我惊恐万分的是我无意中听到有人说我爸爸去世了。我记得没有问我妈妈是不是真的——当时感觉妈妈离我很遥远——不幸的是，她没能够减轻我的痛苦，这对我影响很大。"

——玛格丽特·霍金斯

"我听一些人说他们感觉有一股不知从哪里来的神秘力量诅咒他们，使他们在生活中出现莫名其妙的疯狂行为。他们还感觉除了他们自己，别人都没有这种问题。"

——诺曼

"小时候，我经历过两件烦心事。一个大男孩朝我裸露他的性器官，吓得我一溜烟地跑回了家。6岁那年，我住院做了摘除扁桃体手术。我当时住院的感觉是这样的：你正在木马上玩，一回头，却发现妈妈不见了——在过去，住院期间父母是不允许来看孩子的。我当时整整一个星期没有见到父母。"

——彭妮

"我13岁时遭遇了一次创伤性的经历——我被强暴了。现在，我的脑海中不时地浮现当时的情景，就像放电影一样。我一直都很焦虑。我现在特别害怕去那些能让我想起这件事的地方。"

——莎拉

"学校令我恐怖，我感到极度不自然。所以我经常逃学。我认为自己很怪异，一点儿也不正常。"

——杜丽莎

"在20世纪50年代，13岁那年，我经历了第一次让我焦虑的事件。在参加学校聚会时，我只想出来。我感觉特别热，感觉自己随时会晕倒，我们按要求已经在那里站了至少20分钟了。"

——温蒂

他们很乐意让人分享自己的故事，对此我们非常感激。你会了解到他们正处于康复的不同阶段。其中的几位还成为了"远离恐慌"和"迈向自由第一步"慈善机构的志愿者。你可以在"远离恐慌"那里找到玛格丽特的完整的故事。

如何使用本书

也许你感觉已经做好准备来接受彻底康复的挑战了。也许你对康复比较感兴趣，同时又感到紧张。或者你对此有抵触情绪。不管你现在对康复处于何种心态，乐观也好，悲观也罢，或者介于两者的中间，你都可以通过此书开始治疗。

现在你可以用最适合你的方式来应用书中的理念和练习，你也可以晚一些时候在你做好准备取得更大的进步时再使用它们。本书可以通过下面四个方面给你提供帮助：

（1）摆脱焦虑症带来的最糟糕的处境，使现在的生活变得美好。

你将学会一套简易可行的方法。它们会让你感觉好一些，让你更加自信，让你更好地主宰自己的生活。通过学会放松，做更多的训练，养成更加合理的饮食习惯，学会不再害怕惊恐发作，进行自我暴露疗法，把消极的思想转变为积极的思想，你就会感到自己能够更好地度过当前的每一天。

（2）摆脱当前焦虑症的漩涡。

本书中介绍了形式多样的技巧。当了解它们后，你就会对如何应对焦虑症有一个完整的认识。并非所有的技巧都适用于每一个人。但是要发现适合自己的方法就需要逐一尝试，然后再制定自己的康复计划。

（3）处理好将来的问题。

即使你已经度过了最艰难的时期，病情还是可能会有所反复，生活仍然会带来挑战。如果你做了充分的准备，焦虑症就不能够压垮你或让你放弃治疗。通过使用本书，你将会拥有必要的技巧来避免焦虑症故态复萌，能够识别它的早期症状，知道哪一种技巧对你最有效，从而能够在疾病发作之前对付它。万一你再次患上了焦虑症，你可以审视一下自己的情况，问问自己从中得到了什么教训，自己本来应该采取什么样的措施。这不仅仅是用于急救的手段，也是远离焦虑症进行正常生活的手段。

（4）挖掘自身潜力，促进个人成长。

当你进一步审视自己为什么患焦虑症时，你可能会意识到需要对自己的生活做出一些改变了。你可以选择自己喜欢的生活。无论你选择第一层次、第二层次或第三层次的生活都无所谓。重要的是，你能够对生活中的一些重要领域做出自己的选择——这的确是一种非常健康的状态。当焦虑症控制你的生活时，你如瓮中之鳖，受它百般摆布；但是当你使用本书后，你将会重新获得对生活的主宰权。

练 习

在你的笔记本上，列出两份清单，其中一个标题是

《我必须要做的事》，另一个标题是《我不能做的事》。列出焦虑症迫使你做的事情和禁止你做的事情，还包括其他你认为必须要做的事情或者你认为你不能做的事情。这里有一个简单的例子：

我必须在家里待着，

我必须为全家人做饭，

我不能去花园，

我管不了我的狗。

现在重新列两份清单。用"选择"代替"必须"，"选择不做"代替"不能"。

我选择在家里待着，

我选择为全家人做饭，

我选择不去花园，

我选择不去管我的狗。

突然你会发现你的选择比原先想象的要多得多。这将是一个有力的转折点。记住，你的选择还包括你没有做出改变的选择。如果你能真正地掂量利与弊、得与失，你会认为无论你接受第一层次的生活、第二层次的生活还是第三层次的生活都没有什么关系。

患者如是说

"我停止服用安眠药后，患上了一般性焦虑症。"

——安德里亚

"我这一生的绝大部分时间都患有强迫症。"

——安德鲁

"最后我的诊断结果是惊恐发作。"

——布里奇特

"我患有惊恐发作、广场恐惧症、死亡恐惧症、社交恐惧症、疾病恐惧症和幽闭恐惧症。"

——朱莉

"我无法摆脱恐惧的感觉——我一直处于恐惧中。"

——玛格丽特

"我记得这些和强迫症相似的症状在我很小的时候就出现了。"

——诺曼

"我患有广场焦虑症和广泛性焦虑症。"

——彭妮

"我患有边缘型人格障碍和创伤后应激障碍。"

——莎拉

"从我今天了解的知识来看，我认为我当时患有社交恐惧症。"

——杜丽莎

"我是一位广场恐惧症患者，正在逐步康复。"

——温蒂

第一部分
走出焦虑的黑洞

Free yourself
from Anxiety

1. 你确定自己患上了焦虑症吗

当惊恐发作时，有些人会认为是心脏病发作。救护车把他们送到了医院的急诊室。经过一系列的常规检查后，医生告诉他们只是惊恐发作而已。听到这句话后他们最常见的反应就是难以置信和尴尬不已，但至少他们已经被医生诊断过，并开始慢慢接受已经发生的这件事情。

在天平的另一端，有些人带病生活多年，他们没有找医生诊断过，没有向别人提及过，自然也没有得到任何的帮助。

拜访医生

很简单，每一个人都需要去找医生，探讨自己的症状，让医生做出诊断。有几种身体疾病和焦虑症的症状差不多，因此你要弄清楚你患的是不是其中的一种。例如，如果患了甲状腺疾病，你吃药就能治好，那么阅读这本书并按我们建议的去治疗就没有什么意义。

因此，如果你还没有去拜访医生，那么现在是做这件事的时候了。如果看病时你感到紧张，你可以考虑找一个了解你病情的人陪你去。假设你不愿意出门，还可以让医生来家里诊断。

如果医生诊断出你确实患了焦虑症，你需要记住的是：它只是一种疾病，这并不是你的错，因此你没有必要感到尴尬。这一点非常重要。

有时候患者担心他们的病例会表明他们有某种问题，而这在某种程度上违背了他们的意愿。但是这种问题是极其普遍的，因为有成千上万的人有相似的病例，但他们现在都在幸福美满地生活着。难道你不想成为其中的一员吗？

医生会做什么

你可能会提前想到医生会听你描述症状，然后问几个问题。他（她）可能会做几项简单的检查以排除掉身体原因造成的疾病。如果医生建议你去验血，而你却害怕针头，你需要向医生说明情况。即使你为了验血还需要再来一趟医院，你也已经朝着康复迈开了第一步。

我要对医生说什么

有时候大家担心不知道该如何描述自己的感觉。提前把你所有的感觉都写在纸上可能会有所帮助。如果你需要描述一件事情，不要谈太多的细节，简单的几句话就可以了。医生可以通过询问来了解更多的情况。

"我正在银行排队，冷不丁地，我感到特别地难受，心怦怦直跳，我感觉自己马上就要倒在地上了。"

"如果你还需要描述反复出现的感觉，最好还是要言简意赅。"

"每天早上我都在发抖以至于我起不了床，而且情况一天比一天糟。"

"我必须不停地检查烟雾警报器是否照常工作，尽管我知道它好好的。有时我要检查 20 遍。我要花整整一上午在警报器那里走来走去。"

记住这些话只是让谈话进行下去。也许你认为不能向医生咨询困扰你的问题：我是不是要疯了？我的心脏要停止跳动了吗？不要紧。你已经开了一个头。

我们现在正在谈论这个话题，所以顺便来回答上面两个问题：焦虑症患者是不会发疯的，同时焦虑症和惊恐发作不会让任何人的心脏停止跳动。

接下来会发生什么

医生会提供很多建议来帮助你：

- 拭目以待：如果你刚患上焦虑症，先等几周看看是不是病情会有所减轻。这是比较明智的做法。如果医生建议你先等几周，那么在此期间你需要细心照料自己，并按照本书第一章所建议的那样去做一些改变。
- 服用一段时间的安眠药：医生知道如果患者长时间地

吃安眠药就会产生依赖性,但是如果短时间内吃这
种药可以帮助患者渡过难关。

- 进行其他的药物治疗:医生可能会要求你使用阻滞剂
  和抗抑郁剂进行治疗。有时你可能需要尝试不止一
  种的抗抑郁剂来发现适合你的那一种。

- 进行心理咨询:有很多诊疗室里有一位顾问可以与病
  人交流。你要预料到必须要排很长时间的队才会轮
  到你。

- 寻求心理健康护士的帮助:有一些私人诊所里会有一
  位社区精神科护士可以和患者沟通。

- 转诊到心理健康医疗机构:医生也许会把你交给某一
  位医院的顾问来帮你治疗,但是大概要等很长时间
  才会轮到你。

当看到"心理健康"这个词时你是否会感到不安呢?
焦虑症是一种心理健康问题,但是心理健康这个术语涵
盖了众多方面,其中只有为数不多的几个方面才是长期
的永久性的问题。

如果你要接受治疗,你需要知道最常见的一种治疗
方法是认知行为疗法。它在治疗焦虑症方面疗效显著。
本书就是建立在此治疗方法技巧上的,因此当你阅读本
书时你将会对它有更多的了解。

♥ 患者如是说

"我的病是由我的全科医生诊断出来的。"

——安德里亚

"在我 20 来岁的时候，一名医生确诊了我的病。"

——安德鲁

"我住得离我的全科医生很近，所以我直接去了那里。他马上给我看病，先做了几项检查，又把我送到了医院。他认为是惊恐发作，但他需要确诊。"

——布里奇特

"医生给我做出了诊断，但我很难接受自己患的是焦虑症而不是身体方面的疾病。"

——朱莉

"当时我在诊所里肯定和全科医生聊了至少半小时。他向我解释我患有当时叫做强迫性神经症的毛病。"

——诺曼

"因为当时没有广场焦虑症这个术语，我的第一次诊断结果是神经衰弱。医生对我这样说道：'就像冰箱里放了太多包豌豆，关不上冰箱门了，里边开始融化。'"

——彭妮

"我第一次住院时 16 岁，医生诊断出我患有创伤后应激障碍，但是我并没有付出多少努力来治疗它。"

——莎拉

"医生诊断出我患有抑郁症，我记得他给我开了利眠宁。"

——杜丽莎

"我的医生当时意识比较超前，他给我开了一些药片，又把我介绍给了一位牧师。这位牧师是这家诊所的顾问，他给我做出了诊断。"

——温蒂

2. 抑郁症

　　有很多焦虑症患者同时患有临床抑郁症。对很多人而言，焦虑症导致了抑郁症；但对另外的一些人而言，焦虑症是抑郁症的继发效应。

　　忧郁症不是指心情低落这种情况。临床忧郁症指的是一种疾病。下面列的是这种疾病的症状（你不可能拥有所有的这些症状）。

- 几乎每一天的绝大部分时间都感觉情绪低落。
- 筋疲力尽，没有活力。
- 感到内疚、无用，不断地自责。
- 对自己的日常活动丧失了兴趣和快乐。
- 记忆力减退，很难集中注意力。
- 食欲下降，睡眠有障碍。
- 离群索居。
- 心烦意乱。
- 急躁易怒。
- 悲观厌世。
- 想象过死亡或产生自杀的念头。

　　轻微的抑郁症可以通过自我疏导来治疗——锻炼的

作用非常显著。如果患有严重的抑郁症，就需要得到医生的帮助：服用抗抑郁药或者拜访心理咨询师。

当我患有抑郁症时能治疗焦虑症吗

假如你患有抑郁症，不管是什么原因造成的，你都要决定是否在治疗焦虑症之前先治疗抑郁症。问题的关键是需要检查一下你的积极性有多高，你的精力有多好。抑郁症会削弱你的积极性，消耗你的精力。如果这两者不达标，自我疏导将会困难重重。

在自我康复计划刚开始时，毫无疑问你会感到气馁，因为这个疗程是那么的漫长，最终的康复目标是那么的渺茫。因而上边那个决定是异常复杂的。

我们建议你当前不用去想最终的目标。光想想下一步是什么。它只是一小步——稳定而周全，而这正是自我康复的工作原理。如果你有积极性和精力去做这件事，那么你值得去尝试一下自我康复来治疗焦虑症。如果你连这小小的一步都无法面对，那么你还是在应付焦虑症之前先治疗抑郁症。

患者如是说

"我10多岁时尝试过催眠疗法。我没有尝试过药物治疗，但我使用过认知行为疗法。"

——安德鲁

"我曾经在很短的一段时间内尝试过药物疗法，但它对我不起作用。顺势疗法和自然疗法疗效不错。最后我尝试了焦虑控制法，它对我帮助最大。"

——朱莉

"因为没有人向我解释过焦虑症症状，我浪费了多年的光阴。药物抑制了这些症状，但是不管怎么说，都没有治好这个毛病。"

——玛格丽特

"我的全科医生原先开的药副作用特别大，它没有使我的症状变轻，反而加重了。很快我又回去找了我的医生，因为我感觉像服了兴奋剂一样，不可抑制地兴奋。"

——诺曼

"我尝试过处方药、草本疗法、顺势疗法、催眠疗法、认知行为疗法、心理辅导、放松、冥想、逐步暴露法和呼吸训练。最近我发现瑜伽效果显著，尤其是呼吸瑜伽。"

——彭妮

"16岁时我因服药自杀住了院。像全国各地的很多青少年和成年人那样，我先有自杀企图，发生过很多自虐的事情（割自己、烧自己、溶解嗅闻吸毒、自己造成的脱水、绝食，然后开始企图自杀。我接受过认知行为疗法，但没有认真治疗过。我已经在多家医院接受过不同的治疗。"

——莎拉

"我曾经服药自杀过。在我结婚的那几年我断断续续地遭受抑郁症的折磨（我有三个孩子，他们分别是13岁、15岁和24岁）。我参加过一个治疗长期抑郁的学习班，我认为用的是认知疗法，大约有八期。我服用过百忧解，好像有点效果。但是后来我开始感觉自己的情感麻木了，抑郁症好像越来越严重了。"

——杜丽莎

"我曾经吸毒多年。在此期间，我咨询过也尝试过催眠疗法。为了戒毒，我住了六个星期的院，虽然我周末回家，但主要是靠我自己的努力：努力使自己吸食毒品的间隔越来越长。自从1984年以来，我再也没有接触过毒品。"

——温蒂

3. 焦虑症

这一部分是关于焦虑症的综述，如果没有提到你所患的恐慌症或强迫症你也不用担心。阅读此书期间，你会了解更多关于焦虑症的不同的分类，然后就能够把康复的原理应用到你自身上来。在补充资料 4 里，有更多相关的细节。

♡ 惊恐发作

惊恐发作是指急性焦虑发作，一般持续时间较短但是患者感觉强烈不适。当惊恐发作加剧时，会导致患者的植物神经症状亢进。如果体内的肾上腺激素大量释放会加剧它的发作。

惊恐发作因人而异，但是医生会通过下面的一系列感觉来做出判断——如果你在短短的几秒内经历了四种或更多的这种感觉，你有可能患上了惊恐发作。

- 气短
- 窒息

- 心动过速
- 胸闷
- 肌肉紧张
- 震颤
- 手足发麻
- 大汗淋漓
- 晕眩
- 恶心
- 大小便过频

惊恐发作过后，只留下你在那里全身发抖、筋疲力尽和困惑不已。

对很多人而言，惊恐发作是焦虑症发作的基础。对他们来说，生活就意味着竭尽所能地避免再一次的惊恐发作。对其他的焦虑症患者来说，他们从来没有惊恐发作这种经历，将来也不会有。

恐惧症

恐惧症是指患者对某一特定的物体或非具体的物体产生恐惧的神经症。

广场恐惧症和幽闭恐惧症

这两种恐惧症都是指患者害怕自己被困，害怕被困后无法得到帮助或无法逃离到安全场所的神经症。这种恐惧症有很多类型，包括旷野恐惧症、封闭场所恐惧症、拥挤场所恐惧症、排队恐惧症、电梯恐惧症、公共交通恐惧症、跨河桥恐惧症、理发店恐惧症、饭店恐惧症、电影院恐惧症等。

孤独恐惧症

这种恐惧症是指一种一个人独处时感到恐惧的神经症。

社交恐惧症

社交恐惧症是指一种与其他人交往时出现的恐惧症。它超出了害羞或难为情的范畴。患者害怕当众发言、进餐、喝饮料；害怕使用公共厕所；在别人的注视下，他们害怕准备饭菜、饮料，害怕写字等。这些患者总害怕自己脸红、出汗或口吃会让他们出洋相，而这种担心更容易让他们出洋相。

特定对象恐惧症

这种恐惧症又称为单纯恐惧症，指患者对一种特定的物体感到恐惧。此恐惧症有上百种类型，从害怕打雷到害怕注射等。

广泛性焦虑症

广泛性焦虑症和恐惧症不同：你感到异常的焦虑，但又不是因为一个特定的对象引起的。你感到紧张不安，无法使自己放松。你能感受到惊恐发作的许多症状，但又达不到惊恐发作的那种剧烈程度。你会一直担心你所关心的人会发生不幸，而你认为你的担心会使他们很安全。这种无休止的担心会让你感到痛苦不堪，感觉无法控制自己，感觉自己有可能变成疯子。

感觉不真实

有很多人描述一种奇怪而吓人的感觉：心里空空的、灵魂出窍似的、感觉什么都是不真实的。其实它本身不是焦虑症，但它总是被大家反复提起，所以这里有必要解释一下。一个人快速浅呼吸时如果干扰了体内的氧气和二氧化碳之间的平衡就会出现这种情况。虽然它听起来很恐怖但是没有什么危险性。

如果你患有焦虑症已经很长时间了，认为你已经了解了病情发作时所有的情况。那么当病情发作你正忙于应付时，万一这种不真实感不期而至，毫无疑问你会感到惊恐万分。

强迫症

强迫症最初的症状是强迫思维。强迫思维令你如此的心烦意乱以至于你想方设法来摆脱它。当你采取的措施带有强迫行为时你就患上了强迫症。这种强迫行为必须要重复好多遍直到你排除了你的强迫思维。

强迫思维经常和尘埃、疾病或由于偶然因素或一时冲动而伤害了别人有关。关于尘埃的强迫思维会导致强迫性的洗手或洗涤物品。对于伤害别人的恐惧则造成无休止地检查气体龙头、电气连接或汽车这种强迫行为。

其他的强迫症还包括囤积东西（报纸、食品或垃圾），过分关注东西是否摆放整齐或总是按照特定的顺序来摆放东西。

有时强迫性行为和引起强迫性行为的对象之间具有明显的联系，例如：灰尘和洗手。但在其他情况下却没有逻辑联系，例如：有些人深信他们必须触摸他们经过的每一根电线杆，这样他们的某一个家庭成员才会避免发生不幸。

有时强迫性行为只表现为强迫思维而不是强迫动作。先产生想伤害别人、做出违反社会规范或禁忌的强迫性思维，进而产生反复祈祷的强迫想法来排除这种强迫思维。

随着时间的推移强迫性行为变得越来越频繁，因此你必须要做出比以前更多的强迫仪式动作来临时缓解焦虑症。这样做的话当然令人筋疲力尽，因此有些强迫症患者最终会达到这样一个程度：他们会尽可能地避免诱发强迫症的东西，这就意味着，有洁癖强迫症的患者实际上变得很邋遢，因为他们无法面对一遍又一遍地淋浴或洗头这样的强迫仪式动作。

如果你患有强迫症，也许你是一个做事周密、井井有条、细心的人。你还可能从事过能够充分利用这些品质的工作。但是当你遇到压力时，这些有益品质很有可能导致你患上强迫症。

弄清强迫症和恐惧症两者的区别

有时很难明白强迫症和恐惧症之间的差别。

从某种意义上来说，绝大部分焦虑症患者都有强迫思维——如果你所有的时间都用来担心惊恐发作、发现蜘蛛或担心在街上碰到某个人，那么你在一定程度上有恐惧症的倾向。如果你不断地检查房间来寻找蜘蛛或不断地穿过马路避免和某人见面，这些行为就带有强迫症的特征。

　　但是衡量强迫症还有一个额外的标准，这个标准正是强迫意向和强迫行为两者的连接点。强迫症患者一般都会有一种强烈的感觉：他们必须要反复实施强迫性行为，否则灾难性的后果就会发生，并且他们一直感到自己必须要用特有的方式去实施这些行为，就像一个宗教仪式。如果你害怕蜘蛛，需要检查每一个房间来寻找它们，这种情况就说明你有恐惧症；如果你认为房间里存在蜘蛛会给你带来厄运、伤害到你自己或你的家人，你会一遍又一遍地检查房间，并且用的都是同样的方式，这种情况就说明你有强迫症。相似的是，担心家里不安全的人可能会再次检查自己是否锁好了房门，但是强迫症患者可能会反复地进行锁门、开门的动作。

　　一个人可以同时患有强迫症、抑郁症和其他的焦虑症，例如：社交恐惧症、健康恐惧症等。

创伤后应激障碍

　　创伤后应激障碍是由于患者以前遭遇危险和受到虐待造成的。它和过去发生的事情有关，而不是和害怕将来有可能发生什么事情有关，尽管如此，它仍然属于焦虑症。经历过车祸、空难等创伤性事件或经历过暴力事件的人往往会有惊慌、震惊、痛苦的身心反应，一般持续时间比较短。家庭和朋友的帮助，再加上短期的专业治疗一般都会帮助他们重获健康。只有为数不多的人会发展为创伤后应激障碍。他们在创伤事件过去很长时间后依然会有强烈的反应，总感觉自己不断地在体验创伤事件以至于无法恢复正常的生活。

创伤后应激障碍需要专业的治疗，我们不提倡患者使用本书或尝试自我康复。

♡ 儿童和青少年

本书的适用对象是患有焦虑症的成年人。当涉及孩子的问题时，虽然他们的问题和成年人的焦虑症有许多相同的特征，但我们并不提倡孩子没有经过建议就采用自我康复的方法。

绝大多数儿童都会经历一些对一个特殊的东西感到恐惧的阶段——而这是他们正常的成长过程中的一部分，长大了一般就不再害怕。如果过了预期的年龄问题依然存在或者对孩子的日常生活造成了严重的干扰，就需要专业人士的帮助和指导。

做专业指导时，要考虑到孩子的健康、总体成长情况和一切影响孩子的家庭环境因素，并对它们做出合理的评估。这样做才是明智的。

♡ 写焦虑症日记

该拿出你的笔记本做笔记了。焦虑症笔记就是简单地记录你每天焦虑的心情。重要的是你一天要至少两次为你的焦虑症打分并记录下来，但你又没必要时时刻刻都这么去做。千万不要一直拖到周末才去记日记，到时即使你千方百计地回忆前几天发生的事情，你也绝不可能记得太精确。

如果你每天都在记日记，你会发现你总是倾向于记录比较糟糕的情况而忽视相对好的情况。重要的是你要学会通过打分来评估焦虑症。一定要实事求是，毕竟只有你自己才能看到自己的日记。

关键技巧：写焦虑症日记			
日期	时间	活动	焦虑分数

用分值来衡量焦虑症的轻重程度，0 分表示没有焦虑症症状；10 分表示最严重的焦虑症情况。这里是一些样本。

日期	时间	活动	焦虑分数
周一	10:30	在银行排队	7
周一	11:00	回家	3
周六	15:00	检查炊具	6
周六	17:00	休息	4

如果担心自己的隐私被泄露，你可以使用代码或任何你能理解的编码来代替。

这么做有时能帮大家记录他们更多的经历。如果你愿意，你也可以写很多——也许你可以写在笔记本的背面。

患者如是说

"我 34 岁那年，一天我正和妈妈待在一起，她突然就去世了。这件事太可怕了，以至于我的焦虑症更严重了。"

——安德利亚

"就像很多强迫症患者一样，我总是极度恐惧，无法控制自己。"

——安德鲁

"恶霸就在这里，我吓得两腿发抖，心脏怦怦直跳——每一个患者都会明白我在说什么。"

——朱莉

"每晚我都要确保工作台上没有留下刀子。当这种想法变得越来越迫切时，这种惴惴不安的感觉会让我注意所有锋利的东西。"

——玛格丽特

"该起床了，该洗澡了，
难道今天的分分秒秒都要受它的控制吗？
当我双脚站在地板上，
它们必须要站得规规矩矩，
否则又将是一场战争。
肥皂呢？难道用完了吗？
没有一个患者会觉得非常好玩。"

——诺曼

4. 帮助自己克服焦虑症

在解决绝大部分健康问题时我们在一定程度上都需要自助。就连记着按时吃药这么简单的事情也属于自助。医生会要求关节受伤的病人在家里进行恢复训练，建议糖尿病患者进行规律的饮食；建议心脏病患者如何调理生活。这些都属于自助的范畴。

就焦虑症患者而言，自助至关重要。假如你不合作，世界上一流的治疗师都会束手无策；吃药只能把你的症状控制在你感觉自己能够处理必要的工作这种程度。

每次当你和体谅你的朋友、家人探讨病情时，你是在帮助你自己。阅读和焦虑症有关的书籍能够帮助你了解自己的病情。有些地方还有自助团体，大家聚在一起交流、互相提供帮助。最后，还有热线电话提供帮助，由志愿者接听，他们绝大部分都是焦虑症患者。在那里面你会发现更多的相关信息。

因此无论你选择什么样的治疗方法，你都需要自助。本书会教你一套完整的如何自助的方法。你可以完全靠自己使用这套方法，也可以借助其他帮助来使用它——但是一定要向你的治疗师说明你正在使用此方法。

♡ 自助需要的条件

任何一位患者都可以将自助的原理应用到自己身上。不管你的焦虑症症状轻微还是严重，患病的时间较短还是较长，都没有问题。你都可以努力让自己迈上康复的路程。那么自助需要什么样的个人条件呢？

- 承诺：也许你正处于选择治疗方法的阶段，只想随便翻翻本书来看一下里面写的什么内容。如果当你准备按书上的建议去做时，你最好下定决心认真去做。

- 时间：你需要每天都留出一段时间进行康复治疗。所需时间因人而异。你对要完成的任务要求不会太高，并且有很多任务你做起来会感到兴趣盎然。

- 耐心：世上没有治疗焦虑症的神丹妙药或魔杖。在治疗的早期阶段你可能感到进步极其缓慢。但如果坚持不懈的话，你会发现自己的确取得了进步，康复变得越来越容易。

- 动力：你渴望摆脱焦虑症的愿望有多强烈？而这正是你的动力所在。我们的经验表明绝大部分患者都有足够的动力。

- 勇气：现在你可能没有多少勇气，但是请仔细想一想：每一天惊恐发作都有可能来临，每一天恐惧症都会对你纠缠不已，每时每刻强迫症都在主宰着你——这样的生活是多么的艰难。面对这样的生活你是不是同样需要勇气？

- 支持：有很多人不愿意承认患有焦虑症，但是如果你
  能找到一个人帮助你，这样你就能更容易地渡过难
  关。在后面我们会提供一些建议，告诉你让选定的
  支持者用最好的办法来帮助你。另外一种办法是利
  用热线电话，也能达到同样的目的。

💙 问卷——你做好康复的准备了吗？

对于康复你意志坚定吗？

一点点／很坚定／100％地坚定

每天你花多少时间来自助？

很少／50分钟／至少一小时

你是否准备好要等一段时间来看结果怎么样？

是／不是

患上焦虑症你有何感觉？

不受影响／很烦恼／无法忍受

你是否准备好面对必须要做的一切？

是／不是

你是否找到了别人对你的支持？

是／不是

也许你认为这些问题令人讨厌。你是不是想大声喊：
"我当然意志坚强，积极性很高了，光告诉我怎么做就行
了！"好！如果你生我们的气我们也不会在乎——愤怒会

给你带来干劲，而这正是现在你所需要的。

就许多焦虑症患者而言，也许最困难的事情是找不出时间来实施康复计划。很多患者手忙脚乱，一直不停地应对家庭责任、工作和焦虑症的问题。而其他患者也是疲于应对焦虑症——强迫症尤其耗时。

刚开始时找到足够的时间会很困难，但是慢慢地，你会改变这种情况，生活不会再像当初那么忙碌，因而你能够腾出更多的时间来实施康复计划。

患者如是说

"我感到如释重负，因为他们已经做了各种测验，我绝对相信这种治疗方法。"

——布鲁奇

"因为很多原因我经常去医院，最终我接受了焦虑症这个诊断结果。"

——朱莉

"那时我正坐在急救和突发事故候诊室——我开始理解当时的情况：我坐在这里，广场恐惧症正在发作，还有可能惊恐发作，几乎不能走路。以前我曾果断高效地应对过紧急情况。当时，我一直在想我应该怎么做才能回到家里。我惊人地由以前的胸有成竹转变为手足无措，无奈地忍受即将到来的惊恐发作……"

——玛格丽特

"如果我们能够从患者身上挖出所有的焦虑症症状，那么这个人也活不长了。"

——诺曼

"就在我母亲的葬礼结束三个小时之后，我的哥哥去世了。没有人预料到这一切，我们当时都认为是肾脏感染。我男朋友在我的怀抱中死去——他死于癌症。当这些事情发生时，我没有感到焦虑，相反的是，这些事情让我变得越来越坚强。如果你接受了这样的考验后，感觉不到焦虑，这说明你已经通过了考验。"

——温蒂

5. 两个关键技巧: 设定目标和放松

♥ 关键技巧——设定目标

摆脱焦虑症的康复工作是建立在设定并实现目标的基础上的。

♥ 目标要切实可行

你是一个急性子的人吗? 你是否想要在第一周就匆匆忙忙地完成我们建议你去做的所有的事情。如果是这样的话,你需要抑制一下你的热情。努力实现过于宏伟的目标往往会以失败而告终,会诱使你放弃你的努力。所以一定要制定具体的计划,这样你成功的概率才会比较大。你是不是倾向于过度保护自己? 如果是,你应该鼓励自己,多冒点儿险。过小的目标没有任何挑战,实现这些目标也不会给你带来什么回报。

♡ 选择具体的目标

不要说我的目标是让自己快乐。一定要说"我的目标是停止数挂衣架"或者"我的目标是邮寄一封信"。

♡ 把目标分解成一系列的小步骤

解决上面困难的答案是把目标细化。首先要选择一个总目标，然后看看你能制订什么样的具体目标来实现你的总目标。这些具体目标还可以分成更具体的目标——这里有一个例子可以教你如何把目标细化。

♡ 记录你的目标和进展情况

用笔记本来记录你的目标和步骤。

♡ 从失败中接受教训

顾问和治疗师往往说失败要比成功的作用大，因为我们会从失败中学到很多东西。假设你没有实现其中的一个目标，千万不要跌入痛苦的深渊。实际上你要做自己的顾问，设法去分析你失败的原因——这才是你需要克服的问题。重新调整一下目标，这样下次你成功的几率就会比较大。

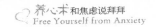 **重复实现你的目标**

努力重复实现你的每一个目标。总的来说，你会越来越容易实现这些目标，当然偶尔会出现情况的反复。

设定目标的例子——如何跑马拉松

在后面我们会提供如何设定摆脱焦虑症恢复健康这个目标的例子。现在我们先来看一个和焦虑症无关的例子。有一些人不适合参加马拉松比赛，但是他们仍然决定要参加这个比赛来为他们最喜爱的慈善机构筹集资金。有一位教练帮助他们把这个目标分解成了几个小目标。

主要目标

参加马拉松比赛。

次要目标

1. 跑 1 英里。

2. 跑 5 英里。

3. 跑 10 英里。

4. 跑马拉松比赛一半的路程。

一直训练到参加马拉松比赛的那一天。

❤ 分解第一个目标

这些人很不适合参加马拉松比赛，第一次接受训练时他们无法跑完一英里，因此他们必须要制定出一系列的小目标。

（1）在平地上行走 0.5 英里，重复训练直到感觉舒服为止。

（2）在平地上行走 1 英里，重复训练直到感觉舒服为止。

（3）在上坡路上行走 0.5 英里，重复训练直到感觉舒服为止。

（4）在上坡路上行走 1 英里，重复训练直到感觉舒服为止。

（5）在平地上慢跑几码，重复训练直到感觉舒服为止。

一直这样训练下去直到他们能够跑完一英里。

请使用缩略语 SMART 来设定你的目标：

S＝具体的（specific，毫无疑问你要知道这个目标是什么）

M＝可测量的（measurable，你认为自己可以实现此目标）

A＝切实可行的（achievable，此目标在你的能力范围之内）

R＝相关的（relevant，此目标是你当前想实现的）

T＝有时间规定的（timetable，你可以在一段具体、短暂的时间内实现此目标）

关键技巧——学会深度放松

　　一旦你有了磁带、光碟或录制了自己的声音，你现在就可以使用它了。安排一段不受别人干扰的时间——如果别人在场的话，向他们解释一下你需要独处一会儿。把电话线拔下来，手机也需要关机。

　　躺在或坐在一把舒服的椅子上，开始听录音。不要去衡量你有多放松，顺其自然就好。即使你睡着了也无妨。如果你需要在预定的时间内醒的话，你可以设置闹钟。

　　每天这么去做。假如你感到非常焦虑，那就一天做两次，早晚各一次。如果录音在晚上能够帮你入眠的话，你可以这么去听，但是不要认为它可以代替白天的放松训练。

　　有很多人在开始训练时感到很难，对放松练习感到焦虑。以下一些技巧会对训练有所帮助：

- 第一次播放录音时，不要总想着放松，只需像听别的磁带那样去听就行了，先熟悉一下上面的声音和内容。

- 如果你感觉特别紧张，播放录音时你无法静静地坐在椅子上，那就设定一个目标：把录音播放完——每天至少要播放一次。

- 如果你感觉很难放松，请不要以此来评价自己——有一些人能够做到放松，而有一些人却不能。仅此而已。

　　当你开始适应放松训练时，你要做好心理准备，录音每天要播放一到两次，至少要播放三周。这样做只是给此方法提供一个公平的机会。坚持放松训练是值得的，因为它是康复疗程中的一个重要组成部分。

一旦你养成了每天进行放松练习的习惯，你就要在整个康复计划中坚持不懈地去进行这方面的训练。

♡ 小组成员有关放松的谈话

"我进行放松练习，用的是治疗师给我的光碟。光碟描述了美丽的风景。通过倾听，我能够安然入眠。"

——安德里亚

"我不使用放松练习。我曾经尝试过，但是我没有继续使用这种训练方法。我总是很难找到时间去训练。"

——安德鲁

"放松磁带我用了很长一段时间，我已经很熟悉这种例行程序，现在不用磁带我也能够放松。以前我一天放两三遍磁带。现在每天晚上关灯后，我就躺在床上做入睡前的放松训练。但是每当我感觉到自己的身体紧张时，我白天就会做一到两次的放松训练。"

——朱莉

"有规律地实践放松训练技巧可以帮你区分紧张和放松状态。如果你能识别让你紧张的时刻什么时候会来临，你就可以在它影响你之前有时间采取措施来预防。"

——诺曼

"住院期间我实践过放松训练法，现在有需要时，我仍旧使用它，但不如过去用得多。最近我去过'心灵组织'，发现他们正在进行一些放松训练。我有一些磁带，有时应用冥想法。治疗师帮我做过意向导引，但是并没有让我感到放松。过去我还用过芳香疗法和灵气疗法，效果不错。"

——莎拉

"过去我用过从'远离恐慌'学到的渐进式肌肉放松法，现在我用自我催眠术来放松肌肉，很快我就会进入梦乡。"

——温蒂

6. 焦虑症之病因

有时候几乎每个人都会感到焦虑。当我们面临不同寻常的、有挑战性的或危险的情况时，我们就会感到焦虑——这是一种正常而又自然的感觉。

在生活中，我们都有可能遇到让我们焦虑的事情。这些事情可能是重大的事情，例如：你的一个家庭成员去世或出现了严重的财政问题。也可能是生活中的正常变故：工作变动、搬家或社交关系的变动。甚至度假或准备圣诞节都会造成一定程度上的焦虑。

在面临困难时，轻微的焦虑是健康、有益的。它可以让你在危险的情况下更好地照顾自己，让你表现得更加优秀，如考试或公众表演等。

异常焦虑却大相径庭。当面临绝大部分人感觉不到压力和威胁的情况时，异常焦虑会让你极度恐惧。在处理问题时，它会让你极度焦虑，阻止你用建设性的方式去思考和行动。

异常焦虑发展到极致就变成了焦虑症。如果你患有焦虑症，你会出现下面的焦虑症症状：

- 程度更剧烈。
- 持续的时间会更长。

- 用影响你正常生活的方式为人处世。

患者如何患上了焦虑症

有很多原因会导致焦虑症的发生。但是当绝大部分患者回顾过去时，他们总能发现过去某一段时间的压力诱发了焦虑症的发生。此外，他们可能还会认为自己从孩提时代就一直感到紧张，或总在担心某些事情。

在生命历程中的一些阶段我们会感到特别的脆弱。青春期是一个典型的阶段。但是有很多青春期过去好几年的年轻人，在他们初次离开父母之后，他们好像又在经历一个痛苦的阶段。这也许是因为生活变得非常严肃造成的：他们需要赚钱养活自己，需要寻找一位生活伴侣并且需要在成人世界里找到自己的立足之地。

但是给我们带来压力的事件随时会袭击我们，如果这种事情发生得太多，我们中的一员就有可能患上焦虑症。托马斯－雷赫量化表可以用来测量压力水平。通过测试你会发现一个有趣的现象——连结婚这样的喜事都会造成一定程度上的压力，从而导致你患上焦虑症。

任务——测试你的压力

托马斯－雷赫量化表列出了下面一系列生活事件，通过它你可以测试一下自己的压力水平。回忆一下近两年发生了什么事情导致自己有了第一次惊恐发作、恐惧症、强迫意向或广泛性焦虑症发作的经历，然后在自己经历过的事件上打上对号。然后把每一项的分数累加起来：如果你的分数超过了 150 分，就说明你的压力超出了平均水平；如果你的分数超过了 300 分，就说明你的压力特别大。

配偶去世	100	吃官司	29
离婚	73	个人杰出的成就	28
分居	65	配偶开始或停止工作	26
入狱	63	学业的开始或结束	26
亲爱的家人去世	63	生活水平的改变	24
个人受伤或生病	53	个人习惯的改变	24
结婚	50	和老板相处不好	23
被老板解雇	47	工作时数或工作条件的改变	20
婚姻的调和	45	搬家	20
退休	45	转校	19
家人健康的转变	44	娱乐的转变	19
怀孕	40	教堂活动的改变	19
性功能障碍	39	社交活动的改变	18
新生儿诞生	39	贷款（少于 1 万美元）	17
工作变动	39	睡眠习惯的改变	16
经济状况的改变	38	家庭联欢时人数的改变	15
与配偶吵架的次数改变	35	饮食习惯的改变	15
贷款超过 1 万美元	32	假期	13
丧失贷款抵押品的赎取权	30	圣诞节	12
工作职责的转变	29	轻微犯法	11
子女离家	29		

千万不要对此不予理会。大家可能会经常说："是的，当时我应该能处理得了。"但是没有人能够改变过去发生的事情。

患者如是说

"11岁时我搞到一本儿童不宜杂志。我知道我不应该看这样的杂志，我要把它藏起来。由于特别害怕别人发现它，我总是不断地去藏那本杂志的地方看看来确认它是不是还在那里，确认我是否已经藏好了它。"

——安德鲁

"当时我的血压有点问题，我比较担心。我工作时压力很大。"

——布里奇特

"和别人关系的破裂诱发了焦虑症的首次发作——刚开始我心情沮丧，后来我开始感觉焦虑。"

——朱莉

"当时我的大儿子患上了急性支气管炎而我丈夫经常发烧。我正独自往家赶，突然街道好像成了波浪形的，就像海浪一样，花园的墙向我靠过来，我的心开始怦怦直跳，我的视线开始模糊，我脑子里有什么东西在重重地敲打我，我无法呼吸。"

——玛格丽特

"我的第一次焦虑症发作有一个漫长的潜伏期。四年前我耳朵严重感染，导致平衡感出了问题。这个问题非常可怕，持续了十个月。接下来的几年我的学位期末考试、离婚、担心找不到工作这些问题接踵而至。"

——彭妮

"我知道焦虑症是从我 13 岁时看牙开始的。当时我并不害怕那名牙医，但是当他们锁上门时，我惊慌起来，他们把我推到一把椅子上，给我戴防毒面具时有三个人紧抱着我。"

——温蒂

7. 心灵、身体和精神之间的联系

我们人类是复杂的动物。心灵、身体和精神之间互相联系而又相互影响，这种影响有时是我们很难理解的。

经常有这么一种情况：当一些人被告知他们患上了焦虑症时，他们往往对此难以置信。他们感觉自己的症状是身体方面的，因此他们确信是自己的身体出了毛病。即使所有的测试都是阴性的，但他们依然不相信这种结果。毫无疑问，心率过快、双腿打战、胃上下翻腾不可能都归根于自己的心灵在和自己开玩笑。

另外，一些因为焦虑性思维而深受其害的患者很难相信他们的痛苦会有身体方面的因素。进行更多的身体锻炼或改进睡眠模式怎么可能会影响自己的思维呢？

假如你对自己诊断结果的反应像上面所说的那样，那你需要静下心来想一想，回想一下你患焦虑症之前的时光。

当你高兴时，你是否微笑或开怀大笑？

当你心烦意乱时，你是否哭泣？

当你感到焦虑时，你是否感觉心理负担很重？

当你紧张时，你是否感觉心里七上八下？

不仅你能感受到自己的情绪，你的身体也能感受到，并且能够体现出来。如果你对一个人足够了解的话，单单从他的肢体语言上你就能猜出他的心情如何。

或者从另外一个角度来看待这个问题：

听轻快的音乐时，为什么我们总喜欢用脚趾头打拍子？

观看刺激的电影时，为什么我们总爱坐在椅子边上？

思考问题时，为什么我们总会咬嘴唇？

每当你的大脑处于活跃状态的时候，你的身体好像也想有所表示。这就意味着精神方面的痛苦会导致身体方面的症状，因而通过爱护身体来缓解精神方面的痛苦是完全有可能的。

价值观和信仰

相比而言，精神方面的事情更难去解释，但它同样地影响我们的身心。作为人类，我们不仅仅是为了生存，也不仅仅是为了平平安安地抚养孩子。我们更需要成就感和使命感。

如果你谈过恋爱的话，你会很清楚恋爱怎样地影响了你的身体——你会对身体上的疼痛不屑一顾。科学家告诉我们恋爱过程中我们的身体会释放一种叫做内啡肽的化学物质，它能够让我们感觉快乐，感受不到痛苦。

相似的是，有根深蒂固的信仰的人会感觉他们自己更强大和更幸福。

这并不意味着焦虑症患者必须要信教才能康复，但这意味着你需要审视一下自己的生活，确定自己能够满足自己的需求。

更多地了解你的身体

你的大脑和身体通过神经系统进行交流。如果你用锤子敲打一下你的大拇指，你的神经系统会立刻把这个信息传递给大脑，所以你会感觉到疼痛。

然后你的大脑再向你的身体传递信息，接收到信息后身体开始治愈你刚才造成的伤口。

相似的程序会发生在你担惊受怕的时刻。令人恐怖的事情发生时，你的大脑做出反应，向你的身体传递信息。但为什么这种独特的信息会让你心率加快、肚子疼痛难忍呢？

答案是这套完整的系统是在很久很久以前逐步形成的。当时，原始人类的生活充斥着人身危险。洪水、危险的动物、熊熊的森林大火，再加上怒气冲冲的人都会带来危险。那时没有现代的发明可以利用，所以当面临危险时，他们只能有两种选择：回击或逃跑。

这两种选择都离不开体能。如果你将要参加战斗或逃跑，你需要往你的四肢补充更多的氧气。你需要停止进食，马上做出决定，然后迅速行动。

这就是为什么当你紧张或恐慌时，心脏快速跳动、浑身乱颤、想上厕所、头晕，并且你无法忍受待在一个地方不动。

事实上，对于不会给你带来任何人身伤害的事情感到恐惧，和过去的原始的战或逃系统没有任何关系。因为你感到害怕，你的大脑和身体会毫不犹豫地让你做好战斗或逃跑的准备。

康复在很大程度上就是要找出一种方法来容忍这些感觉，然后关闭战或逃系统。但是这种系统是由你的不随意神经系统控制的，从名字上可以看出，你不能够有意识地去控制它。

改变你的呼吸

凡事没有绝对性，就你的神经系统而言，例外之处在于呼吸。呼吸是自动的，由不随意神经系统控制，但我们可以在一定程度上控制它。

你可以屏住呼吸，也可以大口喘气。运动员、歌唱家和演员通过控制呼吸来提高他们的表演水平。做瑜伽或进行冥想的人都把呼吸当做训练的一部分。

惊恐发作期间，绝大多数患者能够感到他们呼吸急促，像脱了缰的野马一样不受控制。他们必须大口大口地吸气，好像不够用似的，还没等完全呼完气，又开始吸下一口气。实际上这样做只会火上浇油，使病情变得更糟糕。

上面这种情况属于战斗或逃跑机制的一部分。你摄入的这些额外的氧气迅速到达你的肌肉组织，使肌肉充气，做好开始行动的准备。如果你不需要采取身体行动（例如排队或开车），那么这些氧气会滞留在体内，增加你的不舒适感。

即使关心你的同伴经常建议你深呼吸，也于事无补。也许他们比较担心你会晕倒（也许你也在担心这个问题），但事实上，你不用再进行更多的呼吸，因为你已经摄入了太多的氧气。

惊恐发作期间，呼吸变得非常明显，但是很多焦虑症患者绝大部分时间总用一种无益的方式去呼吸。焦虑症让你感到紧张，而紧张又会让你呼吸浅促，只用胸腔的上半部分呼吸。这就意味着你摄入的氧气多于你需要的氧气，你不能够呼出全部的二氧化碳。这些气体会滞留在肺的底部，不能够正常排空。

发生这种情况的结果很有可能导致你长期感觉头重脚轻和疲惫不堪。因此改变你的呼吸习惯是治疗焦虑的重要的一部分。

♥ 关键技巧—— 呼吸练习

在本书后面我们将会更详细地谈论呼吸问题。这里有一项简单的技巧，首先你来练习一下。

当你感觉不是特别焦虑能够舒舒服服地坐下时，你就可以做这项练习了。先做几次，注意你有什么感觉，对你的身体有什么影响。这么做的目的是让你学会信任这种呼吸训练。你要相信它不会让你感觉越来越糟。

1. 正常吸入一口气。
2. 呼气时，尽量使呼气的时间比吸气的时间长。
3. 要有节奏地做几遍。

续表

> 4. 休息一会儿。
>
> 在训练这种新型的呼吸时，如果你感觉很难按着节奏去做，那就尝试着数数。
>
> 1. 吸气一直持续到你数到 4 为止。
> 2. 呼气一直持续到你数到 8 为止。
> 3. 接连做几遍。
> 4. 休息一会儿。
>
> 如果你认为数的数太多，你可以选择适合自己的数。如果你能数更多的数，就坚持去做。如果你的呼吸变得越来越慢、越来越均匀，效果就越来越好。
>
> 一旦你感觉这样呼吸很舒服，只要你喜欢，你就可以尽可能地这样做。它不会伤害你，恰恰相反，它会帮助你。当你处于有可能惊恐发作或变得异常焦虑的艰难处境时，你尤其需要这样呼吸。尽早学会它，这样你才能够平静地应对上面的处境。

患者如是说

"我不做呼吸训练，太难了。光想想这个我的脑子里就会乱糟糟的。"

——安德里亚

"我已经开始进行呼吸训练——对我来说它是最重要的事情。我利用一个电脑程序来检测我的心率，结果证明均匀的呼吸对连贯的心率至关重要。呼吸速度并不重要，让我受益的是我能意识到呼吸的节奏。"

——安德鲁

"我意识到我一紧张就呼吸加速，我需要努力改变这种情况。"

——布鲁奇特

"我已经学会了控制我的呼吸，受益匪浅。我尝试了各种各样的技巧，最后我发现了最简单的一种：吸气时数到 4，屏气时数到 4，呼气时数到 6。现在我特别熟悉，已经用不着数数了，我只需通过鼻子和腹部缓慢而均匀地呼吸，呼气的时间比吸气的时间略长一点。"

——朱莉

"当时我被告知一分钟呼吸 10～12 次效果最好。我必须要学会通过秒表计时来放慢呼吸。现在感觉不好时，我还会检测我的呼吸，幸运的是我的呼吸已经慢多了。"

——彭妮

"我已经开始进行呼吸训练——医院的大夫曾教我吹泡泡来训练它。这种训练让我的呼吸不得不慢下来，让我不得不集中注意力，从而减少焦虑。"

——莎拉

"当我感到焦虑时，我吸气时数到 4，呼气时也数到 4。"

——温蒂

8. 通过锻炼身体来治疗焦虑症

记住在开始实施锻炼计划之前一定要和你的医生协商一下。

和日常放松一样，你同样需要锻炼身体，这属于康复计划的一部分。好消息是，你用不着跑马拉松！锻炼可以从以下几个方面使你受益匪浅：

- 消除肌肉紧张感。

- 有助于健康地呼吸。

- 使大脑产生有益的化学物质。

- 使你确信自己足够强壮，能够应付焦虑症症状。

最有效的锻炼方式莫过于有氧操了：一种让你气喘吁吁的健身操。每次你必须要锻炼至少二十分钟，化学物质才能释放出来。这就意味着每周要做三次，每次至少要做二十分钟效果才会最好。

许多焦虑症患者丢掉了锻炼的习惯，其中有一些患者变得特别不爱活动。有些焦虑症，尤其是强迫性行为，会消耗患者大量的时间；而其他类型的焦虑症会让患者感觉筋疲力尽，没有精力考虑健身的问题。这就陷入了恶性循环，你越不用你的身体，你就越不想用。

你的身体生来是要用的——这意味着每个人都需要做适合自己的运动。即使有些人患有身体疾病,也能找到在他们能力之内的锻炼方式——你的医生也应该建议你这么去做。

我们可以在大自然中,呼吸着新鲜的空气进行多种户外运动,事实证明这样做有益于我们的心理健康(下面有适合足不出户的人的锻炼技巧)。

锻炼要量力而行。如果你一直蜷缩在扶手椅上,一直困在焦虑症为你编织的牢笼里,那么在锻炼刚开始时你可以定期地在房间里走动一会儿。如果你比较积极,但还没有健身过,那么你可以做做在公园里散步之类的比较缓和的运动。无论花多长时间你才能达到一周做三次有氧操,每次要做至少二十分钟这个目标,都无所谓——重要的是,你已经开始锻炼了。

选择锻炼方式

竟然有这么多的焦虑症患者说他们一直讨厌学校里的体育比赛,真是令人吃惊。如果你是其中的一员,你接受的挑战难度会更大一些。但有一点要记住的是,你可以做很多运动项目,而这些运动项目和学校里的体育比赛毫无相似之处。

假如你讨厌锻炼,不妨采取横向思维法。任何一种积极的活动都可以,只要能让你呼吸急促就行——擦地板、爬楼梯、摆动手臂等。你用不着从事体育活动,你也不需要参加健身活动。你只需要让自己动起来。你还可以选择下面的几种方式：

- 散步，尤其是在乡间或公园里散步。

- 慢跑。

- 跳啦啦啦舞（广场舞）。

- 游泳。

- 跳健美操（有一些特殊的健身操班，容量超过 50 人）。

- 跳交谊舞。

- 跳乡村舞。

- 骑自行车。

开始时每一周先进行一项活动，然后逐渐增加其他的活动来增强趣味性。

如果你不能外出该怎么办？

如果因为焦虑症的折磨你不能外出，健身看上去就会异常的艰难，但事实上，你还有很多选择机会。告诉自己总有一天你能够出去参加其他的活动，而室内锻炼能帮助自己实现这个目标。这里有一些建议：

- 在家里来回走动。

- 上下楼梯（如果有条件的话）。

- 做家务。

- 使用健身光碟。

- 使用健身自行车或跑步机。

如果你正在使用健身光碟，尽量用难度不是太大的光碟。第一部分一般都是热身训练，刚开始时你应该尝试着做完这一部分。逐步增加锻炼的时间，千万不要尝试难度较大的动作。锻炼时开着窗户效果会更好。

制定个人锻炼计划

不管你爱不爱活动，你都可以通过有组织的锻炼计划来改善健康状况。看看下边的递进锻炼阶梯，想想自己在什么位置。务必要实事求是，别人并不知道也没有必要知道你的情况。

锻炼阶梯

站起来在房间里走动

上下楼梯

跟着光碟做热身训练

跟着光碟做整套的训练

使用健身器或做一项运动——一周一次

使用健身器或做一项运动——一周两次

使用健身器或做一项运动——一周三次

开始实施自己的锻炼计划时，你可以利用如何设定目标的技巧来设法使自己移到下一个横挡上。也许你认为自己不可能一蹴而就——没关系，你可以把它分解为一系列的小步骤。

这里有一个例子，有一个人想实现每周进行一次持续二十分钟的运动这个目标，他选择了一项活动，但是这项活动并不适合他。

目标：参加初学者交谊舞培训班。

问题：一小时一节课，我认为自己坚持不下来。

解决方法：继续跟着光碟锻炼坚持到能持续一小时为止，再加上户外散步，循序渐进，一直坚持到一次能散步一小时为止。

患者如是说

"锻炼使我受益匪浅。刚开始我的病很严重，只能适度锻炼，可是现在我每天散步，行程在两英里和六英里之间，我还每天骑半小时的健身自行车。"

——安德里亚

"锻炼确实对我帮助很大。它能够抓住并解开我心头的乱麻。运动中平稳的节奏感缓解了我的症状。我喜欢在跑步机上跑步或骑自行车。"

——安德鲁

"我认为锻炼不能够帮助我，我不喜欢任何方式的兴奋感——感觉就像自己失去了控制。我很喜欢游泳，它很舒缓，我每周游三到四次。当我焦虑时，我却不喜欢去游泳，我感觉不起作用。因此我并不把锻炼作为康复的工具，但它确实能帮我维护我的心理健康。"

——朱莉

"锻炼有作用。我慢跑、去健身房健身、散步或骑自行车。有一次我锻炼过度，累病了。但跑跑步或散散步确实能帮我摆脱焦虑思维。医生已经告诉我血清素和内啡肽这方面的知识。体育锻炼确实对我帮助很大。"

——莎拉

9. 饮食情况调查

💗 任务——记录你的饮食情况

在笔记本上记录近几天你的饮食情况。写下你一天吃的食物、喝的饮料和加餐的具体时间。这里有个例子：

时间	饮食
07:30	加了两块糖的奶茶
09:00	饼干
12:30	乳酪三明治和苹果

等等。

你不需要记录精确的数量，这既不是减肥练习也不是增肥练习。

♡ 食品与饮料

营养状况良好的人会感觉自己越来越强壮，更有能力去面对生活中的挑战；但是焦虑症经常让患者没胃口或喜欢吃一些几乎没有营养价值的慰藉食物。

很多人总会被甜食所吸引，例如：蛋糕、糖果、饼干和巧克力。它们吃起来味道不错，还能迅速为我们补充一小部分能量。这是由于糖对血糖值的影响造成的。不幸的是，这小部分能量很快就消失得无影无踪，你并没有获得什么实质性的帮助。

除此之外，血糖的突然变化会使你感到头晕眼花、浑身发抖，而如果你正在对下一次的惊恐发作保持高度警惕，这种感觉肯定是你最不愿意感受到的。

而水果里含有的天然糖分（果糖）对你的身体没有这种影响。身体加工果糖的方式决定了果糖不会造成血糖的突然增多，也不会造成血糖随后的突然减少。这意味着吃水果可以满足你吃甜食的爱好，同时又不会对你的焦虑症产生不利的影响。

当你的记录做了一周左右的时候，拿它和下面的模范饮食做一下比较。

♡ 模范饮食

（这份模范饮食食谱是用于治疗焦虑症的，不是营养食谱也不是减肥食谱）

　　早上苏醒后二十分钟之内要吃东西——记住你的身体过了一整夜已经饥肠辘辘了。吃点东西并不一定是吃一顿完整的早餐，然而一旦你彻底清醒后，吃早餐是有好处的——在接下来的几个小时它会为你提供能量。

　　上午吃顿便餐，中午吃一顿清淡的午餐，下午再加一顿便餐，晚上吃晚餐，最后睡觉之前再加一顿便餐。换句话说，白天你要少食多餐，尽量减少夜晚空肚子的时间。如果担心自己超重，正餐时少吃些，这样你才能吃得下便餐。

　　正餐和便餐时间不要吃蛋糕、糖果，也不要喝甜饮料。如果你确实喜欢吃甜食，那么吃完正餐可以吃一点儿甜食，这样对你的血糖就不会产生严重的影响。请看下面的例子：

时间	食品/饮料
07:30	加了牛奶和糖的燕麦粥
08:15	果昔
11:30	果汁、苹果
13:00	水、金枪鱼三明治和酸奶
15:00	不含咖啡因的咖啡和一把葡萄干
17:00	水、苹果
19:30	炒鸡肉、杏仁拌绿豆芽、米饭和煮苹果
21:00	香蕉

　　如果平时的活动量比较大，你可以多吃一些；如果平时不大活动，你可以少吃一些。这个例子只是用来说明你如何少食多餐。除了上面的食物，你还可以吃你喜欢的食物。

💛 你的饮食方式

你的饮食方式和上面的模范饮食比较的结果如何？如果差别很大，你也无需丧失信心，一系列微小的变化都将会给你带来帮助——你可以使用如何设定目标的技巧把这些变化细化一下，这样你就能应对自如了。

💛 早餐的作用不可小觑

对很多焦虑症患者而言，一个比较常见的问题是他们根本不想吃早餐。他们可能会过好几个小时之后才能吃点东西，在极端的情况下，他们一整天只吃一顿饭，那还是在晚上他们感觉能吃点东西时才吃的。这就形成了一个恶性循环：饿着肚子，他们肯定感觉无精打采，甚至感觉身体不大舒服，因此他们更不想吃东西，继续饿着肚子，这样他们会感觉更糟糕，依次循环下去。

在以上的例子里，当天晚上的最后一顿加餐和第二天早上的早餐相隔十个半小时。隔了这么长时间，你的身体需要燃料来满足机体的需要。如果你不吃早餐，你就拒绝了补充燃料，但是你需要能量来开始新的一天的生活。在这种情况下，你的身体会采取什么措施呢？

答案是你的体内会分泌肾上腺素——这对焦虑症患者来说可不是一个好消息。

既然早餐是一天中最重要的一餐，就值得你尝试着吃一些。试着去横向思维——早餐并不是非要吃燕麦粥、烤面包、鸡蛋和熏肉。吃一根香蕉、喝一杯酸奶如何？如果你唯一能吃的是一块甜饼干，那么你可以打破便餐时才吃甜食的规矩，早餐时吃一些饼干。当你习惯吃早餐后，你就可以开始吃一些更有营养的东西了。

另外，没有人喜欢浪费粮食，但是对于吃完一整根香蕉或一片面包特别困难的人来说，不浪费粮食对他们要求太高了。所以在你康复的过程中，你要摆脱浪费粮食可耻的感觉。最重要的是康复，因此如果你只想吃一段香蕉或一勺酸奶，告诉你自己这没有什么。

这种方法同样适用于午餐和晚餐。能吃什么就吃什么，能吃多少就吃多少。正餐和便餐时尽量吃点东西。吃东西的方式也很重要——你需要细嚼慢咽。

你的身体会慢慢适应这种新的饮食方式，你的精力会越来越充沛，上面的恶性循环最终会被打破。

♡ 患者如是说

"现在我偶尔不吃早餐，但是我忘了过去惊恐发作时我是不是吃早餐。"

——布里奇特

"过去每当我特别焦虑时，我就不吃早餐，只有在我能面对它的时候才会吃点儿，因此我血糖低，这使我感觉越来越糟。此外，我还节食，我在牛奶屋购买所有的食品。"

——朱莉

"后来我猜测自己贫血应该和患上焦虑症有关。"

——玛格丽特

"我一直坚持合理饮食，但当我紧张时我会出现低血糖症状。我需要保持血糖稳定。"

——彭妮

"我一直毫无节制地吃甜食，有时甚至吃到呕吐为止。现在我正努力寻找一种有益的、健康的饮食方式。"

——莎拉

"我胃口一直很好，吃安眠药期间，一点儿也没长胖，我总是感到很饿，但是我一直体重过轻。"

——温蒂

10. 更多的饮食情况

了解咖啡因的影响

　　咖啡因是一种温和的兴奋剂，服用后我们会心跳加速，短时间内感觉精神亢奋。这正是很多人睡觉前避免喝咖啡的原因——它有提神效果。焦虑症消耗患者的很多能量，看起来咖啡因好像是一位名副其实的好朋友，但对于一些人来说，它是一位虚伪的朋友，因为这些人本来已经受到了过分的刺激。摄入过多的咖啡因会诱引惊恐发作或他们更容易遭受惊恐发作带来的危害。此外，对于咖啡因的灵敏度因人而异，有些人停止摄入后马上就会感受到奇迹般的变化，但有些人几乎感觉不到变化。

　　看一看你在前面练习里做的饮食记录，数一数平均每天喝了多少咖啡因饮料。茶、咖啡、绝大部分可乐饮料和能量饮料都含有咖啡因。如果你每天喝两杯或三杯咖啡因饮料的话，现在你需要做的是要减少摄入量，或者戒掉这种饮料，这样会更好。

你需要循序渐进地减少摄入量，因为突然戒除这种饮料可能造成你的头痛再次发作，让你好几天感觉不太舒服（对于一个有此经历的人来说，毫无疑问地，他对咖啡因比较灵敏，最好要戒掉）。逐一地戒掉所有的其他含咖啡因的饮料或减少摄入量，确保用开水、牛奶或果汁来保持你的饮水量。给自己留出两周的时间来戒掉咖啡因，尽力每天都要取得一点点的进步。

一旦停止服用咖啡因，你就要在整个康复计划期间坚持不懈。可能你感觉到它的作用立竿见影，但是最显著的作用慢慢地才会显现。对咖啡因特别灵敏的人最好永远戒除它。

清单——食品和饮料

现在你该审视你的饮食习惯了，判断一下改变自己的饮食习惯会让自己从哪方面受益。下面的清单可以帮助你将你的注意力集中在你不能划对号项目上，而这些正是你要努力做出改变的地方。

☐ 醒后二十分钟之内吃点东西
☐ 早餐，正点吃或晚一会儿吃
☐ 上午便餐
☐ 午餐
☐ 下午便餐
☐ 晚饭
☐ 清淡的晚餐

☐　避免吃甜食和巧克力

☐　避免吃蛋糕和饼干

☐　避免摄入咖啡因

☐　吃新鲜水果和蔬菜

☐　吃种类繁多的食品

☐　喝足够量的水

你可以利用如何设定目标的技巧做出这些改变。

♡　比较一下你的日记

一旦你做了关于焦虑症和饮食情况的记录，比较一下，看看两份记录之间有什么联系。

请问一下自己：

- 当我饿着肚子的时候，焦虑症是否是最严重的时候？

- 喝了咖啡饮料或吃了糖果或饼干后，焦虑症是否加剧了？

- 吃完饭，我是否感觉平静了些？

对一些人来说，两者的联系非常的紧密。当你意识到不健康的饮食习惯对于焦虑症的影响有多大时，你肯定会惊诧不已。

♡　患者如是说

"我从来没有感觉到咖啡和焦虑有什么关系——我已经减少了摄入量，但没有什么区别，但我能够意识到喝太多咖啡会对自己有一定的影响。"

——安德鲁

"我戒除了咖啡因，这对我帮助很大。"

——朱莉

"我明白自己喝了太多的咖啡。以前服用药物时我感觉疲倦，就开始喝咖啡。现在我已经不再服用药物，但是我却保留了喝咖啡的习惯。过去我还服用咖啡因药片——因为害怕做噩梦，睡觉时我常常焦虑不安，所以我想保持清醒。我往往服用药片过量，感到恶心，同时我的焦虑情绪变得更糟，我总担心自己恶心，担心自己体内的咖啡因过多。"

——莎拉

"我从来没有担心过咖啡因，我很喜欢咖啡里的糖。出门在外，有时喝咖啡时，我需要放糖。重要的是你要发现什么适合你。"

——温蒂

11. 了解一下酒、尼古丁和 其他类药物

酒

很多有焦虑情绪的人喜欢喝酒，他们认为喝酒可以帮助他们缓解压力。不幸的是，酒是一种镇静剂，因此对焦虑症患者没有任何帮助。检查一下上面练习里的记录，看看你喝了多少酒，要实事求是。问一问自己：你能整整一周不喝酒吗？如果能，接下来的一周你要戒酒以此证明你可以做到这一点。一旦成功后，在你康复的过程中，你可以偶尔在社交场合中喝一点。

如果你不能，是你寻求帮助、想方设法戒酒的时候了。在开始康复治疗之前你要把酒戒掉，因为酒可以遮盖你的焦虑情绪，而你为了对付这些焦虑情绪又需要适度地体验它们。

这也是当你在度过容易诱发焦虑症的时期时为什么总要避免饮酒的原因：你可能因为控制住了焦虑症而沾

沾自喜，事实上，你不仅没有受益，反而形成了一个地地道道的饮酒的坏习惯。

尼古丁

抽烟不仅对你的身体健康有害，而且还会对焦虑症造成不良影响：尼古丁是一种兴奋剂，诱使焦虑症进一步加重。但是众所周知，戒烟本身就是一项大工程，患有严重焦虑症的患者会感觉他们无法戒烟成功。

如果你选择先进行康复治疗，你就要向自己承诺这项任务完成后首先要做的事情是要戒烟。在你进行康复治疗期间，尽量少抽烟，空腹时尤其不要抽烟。

处方药

服用处方药上瘾的患者停止服用这些药后可能会感受到焦虑症症状。给患者带来这种问题的最常见的药就是安定药（苯二酚）。从前由于对长期地使用它会带来副作用的认识不够，医生把它作为处方药开给患者服用。事实上，一旦你的身体适应了它，即使还在服用这种药，你也会感觉到焦虑症症状，而当你努力停止服用它时，这些症状会进一步加重。

解决问题的办法是在受过训练的专业人士的帮助下，你需要慢慢地摆脱掉安定药。所有的治疗焦虑症的技巧都会有所帮助，但你需要一段时间让自己慢慢适应减少用药剂量。补充资料 3 里有更多的相关论述。

如果你正在服用其他类的处方药，请与你的医生探讨一下是否有让你感觉焦虑的副作用。

街头毒品

如果你服用街头毒品上瘾的话，这可能是造成你患上焦虑症的一个因素。现在你首先要做的就是处理上瘾问题。如果你只是偶尔使用并且你已经患上了焦虑症，你现在需要马上停止服用。和酒、尼古丁、咖啡因一样，街头毒品短时间内会让你兴奋，但兴奋感很快消失，或者遮盖了焦虑情绪，让你无法应对它们。

对自己一定要诚实，你要决定在进行康复治疗之前是否要处理用药问题。可以利用下面的指南来帮你做出决定：

- 如果你抽烟，你仍有可能在康复的过程中取得进步。
- 如果你喝酒掩盖了焦虑情绪，你就不大可能取得进步。
- 如果处方药造成了你现在的问题或使你的问题变得严重，在康复过程中你有可能取得进步，但必须想到进程缓慢。自助前你应该和你的全科医生商量一下。
- 如果你正在使用街头毒品，那么在开始自我康复治疗前应该停止服用。

设定你的目标：

利用下面的检查表来评估一下你和尼古丁、酒和其他类药物的接触情况。

☐　尼古丁　　　　　　　每天

☐　酒　　　　　　　　　每天

　　　　　　　　　　　　每周

☐　处方药　　　　　　　每天

　　　　　　　　　　　　和全科医生商讨副作用

☐　街头毒品　　　　　　每天

　　　　　　　　　　　　每周

患者如是说

"我过去抽烟，一天能抽 50 支。我以前认为抽烟会有助于减轻焦虑情绪，但是现在我明白了它没有这种作用。我看到了抽烟对住院的长期烟民的影响。我已经戒烟一年半了，现在我感觉更健康，虽然我还是感觉焦虑，但是已经没有了'我需要香烟'这种额外的焦虑。"

"我过去常常喝酒，但现在已经很少喝了，因为我比较在意酒里的卡路里含量。喝酒时，我意识到自己会失去理智，做事也会比较冲动。"

"15 岁时，我吸食大麻，但自从 16 岁开始，就再也没有接触过它。它使我更加偏执和焦虑，虽然当时我没有意识到这一点。"

——莎拉

"我确实在抽烟，过去我也戒过烟，但是一戒烟我就老感冒。过去焦虑症比较严重时，我从来不喝酒，因为妈妈经常对我说：'你为什么想喝酒呢？没有一点儿好处。'但现在每天晚上我会喝一杯。"

——温蒂

12. 你的睡眠方式

焦虑症患者主要担心睡眠问题。一些人很难保证充足的睡眠，因为他们的大脑无休止地思考问题，他们的身体处于高度警惕状态。另外一些人由于焦虑症一直紧张不安，以至于筋疲力尽，所以他们的睡眠时间远远多于正常情况下的睡眠时间。

这些睡眠问题属于摆脱焦虑症的康复计划中要处理的一部分问题。像失眠这样的睡眠障碍则需要专业治疗。如果怀疑自己有睡眠障碍，你应该告诉你的医生。如果你不能确定能否按本书第一章建议的那样去尝试自助方法，看看能否得到医生的帮助。

担心睡眠

像焦虑症的其他方面一样，睡眠问题也会形成一个恶性循环。

紧张和焦虑影响你的睡眠质量，反过来，缺乏睡眠会减弱新的一天你所需的精力和能力。这样的话，焦虑症会进一步加剧，第二个夜晚的情况更糟糕，依次循环。同时，再加上特定焦虑症的影响，担心睡不着觉本身也构成了问题的一部分。

相似的是，不仅晚上睡觉，而且白天一直在沙发上打盹这种情况会让你变得懒散，第二天你还嗜睡。担心自己浑身无力，白天不能保持清醒会使问题变得更严重。

我们知道八小时充足睡眠这种说法，但这不是绝对的，睡眠时间因人而异。我们日出而作、日落而息，冬天的睡眠时间要长一些。此外，当我们从事了比较累的活动时，我们的睡眠时间要比平时长一些。

任务——解决你的睡眠问题

记录几周的睡眠日记，用笔记本记下每晚你什么时候睡觉、睡多长时间。

如果有以下的情况你要记录下来：躺在床上要过好长时间才能睡着，晚上经常醒来，早早地醒来再也睡不着。

同时要记录你白天睡了几次，即使打了个盹儿也要记下来。

一旦完成一段时间的睡眠记录，查看一下是否有规律可循。如果你老担心睡眠不够，看看情况是不是这样——当你发现你的睡眠时间其实很长时，也许你会大吃一惊。

比较你的睡眠日记和焦虑症日记

如果你还在记焦虑症日记，你可以比较一下这两本日记，看看它们有无联系。焦虑症严重时你睡的时间是否要短一些？当你感到筋疲力尽时，你睡的时间是否会长一些？

躺在床上睡不着时，你是否正饱受焦虑情绪和/或焦虑症引起的身体症状的折磨？你做不做梦或噩梦？你是否有些晚上睡得好，有些晚上睡得不好，这和白天发生的事情有关吗？还是和天气、卧室里的温度、上床时间或睡前的饮食有关？

开始睡觉或午夜醒来时，如果你正饱受焦虑情绪的困扰，你就需要想办法来解决这个问题。

在后文你将会了解焦虑症对思维的影响以及减少焦虑思想的一些技巧。与此同时，把你的睡眠计划提上日程，让自己形成良好的睡眠习惯。接下来看一下你能做出什么变化来改进睡眠情况。这主要是一个自我训练问题，当然，在等待这些变化见效时一定要有耐心。你可以利用下面的检查表来确保你已经尽可能地做了改变。

☐ 确保你的卧室尽可能的舒适安静。卧室不要用作其他用途——搬走电视、电脑和其他分神的东西。

☐ 确保房间温度适宜，空气流通——白天要开窗户，让新鲜空气进入室内。

☐ 确保床的舒适度，用干净温暖的床上用品和支撑性能良好的床垫（如果你买不起新床垫，试着在旧床垫下面铺上一块木板)。

☐ 确保房间足够暗,如果窗帘或百叶窗不能够阻挡光
线,你需要再装上一层窗帘里布或购买遮阳百叶窗。
如果你喜欢房间里有点光线,做不做改变都无所谓。

☐ 决定自己需要睡多长时间,睡前留出点时间做自己
喜欢做的活动(读书、性爱、放松等等)。告诉你自
己接下来的时光将要在床上度过。

☐ 要保证上床之前有一个半小时的缓冲期。在缓冲期
之前要做完家务活或其他任务,把电话设置成留言
系统,然后在缓冲期里做一些放松运动。

☐ 上床之前的三个小时之内不要吃油腻的晚餐(晚餐
要清淡点)。不要喝带咖啡因和酒精的饮料。

☐ 上床半小时内没有入睡或夜里醒后半小时内不能够
再次入睡的话,不要继续躺着——起来,去另外一
个房间做点让你感觉平静和放松的事情直到你有了
睡意。

☐ 如果你睡得太多,考虑减少白天的睡眠时间。逐步
地减少睡眠时间,让自己慢慢适应这种变化。同时
要尝试着晚上晚点儿睡,早上早点儿起。

患者如是说

"当我焦虑时,我总睡不着觉,脑子里思绪万千。"

——安德里亚

"我的睡眠情况一直很好。但是醒来时我会感觉焦虑。"

——安德鲁

"当我焦虑时我根本睡不着觉，如果睡着了，就会做很可怕的噩梦。"

——朱莉

"我没有失眠问题，当我焦虑时，我总是睡得太多。"

——彭妮

"我还是做噩梦，但现在好多了，不再那么恐惧了。我没有吃安眠药，晚上尽量不喝太多的咖啡。锻炼身体能够帮我入眠。"

——莎拉

"如果我焦虑的话，我就会醒来。"

——温蒂

13. 积极体验

焦虑症吞噬了生活中所有的快乐。你好像永远无法快快乐乐地生活。如果你能有意识地努力发现积极而愉快的体验，你就能够改变这种局面。不要等待幸福的主动降临——你需要去寻找它。

想一想患上焦虑症之前经常给你带来快乐的所有的事情。因为焦虑症的影响，现在有些事情做起来会很难，但是可能会有某一样事情——一个爱好或兴趣——你可以坚持下来。告诉自己当病情好转时，自己要回头去做其他的事情，与此同时，自己要享受这些自己现在还能做的事情。

也许你想尝试做新的事情——与你以前的活动相比这些事情可能缓和些、难度低一些。你可以再次向自己做出承诺：病情好转时，自己肯定要重拾以前的爱好。

有一些事情会让我们所有人受益匪浅。现在努力从下面的每一个类别中找出让自己受益的地方。

♡ 欢笑的重要性

研究表明欢笑使我们身心受益。在精神上，欢笑可以释放大脑里的化学物质，使我们更高兴；在身体上，欢笑可以消除肌肉紧张。甚至有证据表明你不必真的感觉可笑而欢笑时，才会受益——无缘无故的欢笑同样可以让你受益。我们国家存在一些欢笑团体，成员聚在一起练习欢笑。

如果你能发现比较搞笑的东西，笑起来就容易多了。生活中幽默随处可见，你需要做的就是要发现并品味它。从下面的竖列中选择一两样活动，每天花几分钟做一下。

- 观看有趣的光碟或电视节目。
- 通过收音机或 CD 听喜剧。
- 读报纸或书上的卡通故事。
- 读幽默小说。
- 读网上的幽默故事。

♡ 社交活动

我们是高级群居动物。与世隔绝毫无益处，但是患上焦虑症这一段时间你有可能把自己孤立起来。如果你能够和别人交往，就要坚持这样做，一定要找一些让你感觉非常舒服并喜欢待在一起的朋友。

如果因为焦虑症你与别人交往有困难，不要强迫自己这么去做，否则只会折磨自己。记住：社交活动应该给人带来快乐而不是痛苦。

出去呼吸新鲜空气

我们绝大部分人在拥挤的城市生活，但我们是在广袤无垠的非洲草原上进化而来的。难怪我们感到城市给我们带来压力，难怪绿草蓝天的户外让我们心情舒适。

如果你有一座花园，尽可能地待在花园里。如果你能出门的话，就去公园或开阔的乡间散散步。

当你眺望地平线时，你的眼部肌肉完全放松，相应地，脑袋和脖子也会得到放松——这正是我们喜欢待在海边的原因之一。如果你能去一些可以眺望到远方美景的地方，那就去吧。

动物

有证据表明抚摸宠物或与宠物玩耍带来的好处和欢笑是相似的。如果你有一只宠物，那就每天和它共度美好时光吧。如果家里没有动物，那么你的朋友有没有养着一只体贴的猫咪或小狗呢？你能不能在当地动物救助中心主动提供服务呢？

如果你患上的焦虑症是由动物引起的，那么在康复过程中，即使你有和动物接触的打算，也不要这么去做。

♡ 患者如是说

"我喜欢看日常生活中的幽默，也喜欢大笑和微笑。"

——安德鲁

"我知道自己能够听听音乐、跑跑步，我不会呆坐着让焦虑情绪控制自己。如果患上焦虑症之前没有形成做这些事的习惯，那么当我感觉焦虑时，我不会积极地听音乐或跑步。我参加慈善活动，也参加生存竞赛活动。为了参加这些活动我需要接受训练，这让我有事可做，从而能够保持我的健康。一旦完成这些任务我会感到巨大的成就感。"

——莎拉

14. 谋求生活平衡、 安排好你的时间

焦虑症经常是在经历一段时间的压力后发展而来的。如果在前文你的得分高于 150 分，说明你有可能患上焦虑症了。

另外，有一些人在生活中并没有多少压力，但是由于他们把过多的时间用在苦思冥想上，所以他们也患上了焦虑症（如果这个概念听起来很奇怪，试着把"压力"这个词换成"挑战"。没有挑战性的生活是让人感到没有刺激的生活，这样的生活只会让你感觉百无聊赖）。

无论处于什么情况，你都需要考虑生活的总体平衡，确保它是健康的，你能得到你所需要的。

有压力时，我们往往会忽视自己内心的需求，专注于必须要解决的问题。刚经历完一个死亡事件或正处于任何一个让你感到有压力的事件中，这时如果有人病了需要我们的帮助或工作需要加班加点，我们的本能就开始对我们发号施令，指挥着我们处理这些事情。

当危机风平浪静之后，我们如释重负，以为自己的生活很快会回到正常的轨道上来。而恰恰就在这时，有

些人可能会第一次惊恐发作，或第一次出现了其他的焦虑症。刚刚经历了如此多的事情，特别是自己正期待稍微平静点儿的生活时，而现在又不得不应对疾病，这样看起来生活对你是如此的不公。

压力性事件过后为什么会患上焦虑症

有两个原因导致这种情况的发生。

（1）在危机中，在你体内循环的化学物质用来帮你渡过难关。这些化学物包括肾上腺素，而此时你特别需要它。它会给你提供能量，以此来应对危机带来的额外工作量。你不仅需要身体能量，你还需要精神能量，如果你正忙于处理眼前的事情，也就不会有什么时间来冥思苦想和担忧焦虑。

（2）危机过后，你不用再处理棘手的问题，自己获得了解放。这时你的身体还充斥着已经不再需要的肾上腺素，它会诱使你的大脑开始回忆刚刚发生的一切并做出反应。

对于第一点你毫无办法——实际上，你需要这种能力来应对危机，这是人类的一个重要特征。应对第二点的办法就是危机过后你要学会照顾和鼓励自己。

对很多人来说，焦虑症是他们疏于照顾自己而付出的代价。好比说你的身体里有一个细小的声音一直想吸引你的注意力，你却对它置之不理，最后它决定大喊大叫，并以惊恐发作、恐惧症或强迫症的形式对你当头一击。

尽管如此，许多人会因为爱护自己而感到内疚。他们把工作、家庭和家务活放在自我需求的前面。你属于其中的一员吗？实际上，你不要因为关心自己而愧疚——如果你能关心自己，你就会更有能力来照顾别人。

即使你在生活中没有遇到挑战有时也会出现相似的情况。如果你不用担心没有钱花，也不用担心自己的身体会出现什么毛病，而且你想拥有的东西应有尽有，那么可能你会因为承认自己还是不快乐而感到内疚。虽然这样，还有其他很多人比你要倒霉得多。但是明白这一点并不能让你感觉好一些，难道不是这样吗？

明白这一点也不会让你赶走焦虑症。和压力特别大的人一样，你需要做出改变，这样情况才会好转。感觉内疚只会浪费你的精力。

评估你的生活是否平衡

用笔记本记录下你整整一周的生活状况。很快你会发现是否给自己的需求留出了一些时间。这是一个来自于一位职业父亲/母亲的一天生活状况的例子：

07:30　起床，淋浴，吃早餐，做盒装午餐，送孩子们上学。

09:15　上班再次迟到，忙得中午吃不上午餐。

17:30　下班，购物，带最大的孩子去参加活动。

19:00　与家人一块儿吃晚餐，今晚轮到我刷碗。

20:00　一番争论后决定由我哄孩子睡觉。

21:00 查看邮件，给保育员打电话询问孩子的假期事宜，组织羽毛球俱乐部的赛程，处理网上银行业务，给母亲打电话，修理损坏的厨房门。

23:00 上床睡觉。

从以上的例子可以看到，这位父亲/母亲没有给自己留出多少时间。在某些日子里一个人非常忙碌是正常的，但是如果一整本笔记本记录的都是这种情况，这个人就需要好好反思，然后做出改变。如果与此同时，他还与焦虑症做着斗争，可以想象这种生活是多么的艰难，但是恰恰有许多人正在这样的生活中挣扎着。

在上面的例子里，这位父亲/母亲是有可能做出下面的改变的：

- 在大人的监管下教孩子如何自己做午餐，这样会留出更多的开车时间来送孩子上学和上班。这样也不会忙得中午连吃午餐的时间也没有，吃午餐能让你在忙碌的一天休息片刻。

- 找出睡前争吵的原因，尽量用一种双方都感觉愉快的方式来解决问题。

- 让别人接管赛程表事务。

也许你认为还是找不到时间留给自己，但作为摆脱焦虑症康复计划的一部分，你应该每天要为自己找出一些时间。这就和冲一次令你放松的淋浴，看一个你最喜欢的电视节目或读一本杂志一样简单。保持生活的平衡和康复计划中所有的其他方面一样至关重要，因此不可小觑。

患者如是说

"你只有一次生命，你必须走出去享受你的生活——
也许你会让自己大吃一惊。"

——安德里亚

"我认为无聊不是个太大的问题。感觉无聊时，我必
须确保自己没有出现'恶作剧'般的烦人的想法。"

——安德鲁

"很多时候我的确感觉无聊——我需要挑战。当我无
事可做时我就会焦虑。"

——莎拉

15. 回顾——生活方式的改变

到目前为止你可能已经意识到摆脱焦虑症的康复过程需要做大量的工作。但是你没有必要气馁。一定要记住执行每一项任务时要从一小步做起，并且要有耐心，因为这些变化要过一段时间才会产生效果。

♡ 任务总结

到目前为止，你应该能做到：

- 记焦虑症日记。
- 为焦虑症打分。
- 设定目标。
- 做简单的呼吸训练。

到目前为止，你应该已经着手下面的活动：

- 每天放松。
- 定期锻炼身体，力争一周锻炼三次，一次锻炼二十分钟。
- 根据需要调整饮食。
- 根据需要改变咖啡因的摄入量。
- 根据需要改变酒精、尼古丁和其他药物的摄入量。

- 根据需要改变睡眠方式、提高睡眠质量。
- 根据需要给自己留出更多的时间。
- 根据需要让自己接受更多的挑战。

即使你只做了其中的几项活动，也不要担心，因为这些活动比较占用时间。重要的是，你已经知道自己当前要去做什么；你已经明白小步骤效果最好，从而不会被庞大的任务量吓倒。

如何应对艰巨的任务

也许你认为这里面的每一项任务都特别难。如果是这样的话，速度就要放得慢一些，并做好你要付出更多努力的心理准备。你感到最艰难的任务很有可能是你最需要完成的任务，当成功完成这项任务后，你会受益最大。

如果你认为其中有一项或多项任务比较难也是有可能的，这和你所患的焦虑症有关。例如：

放松：也许你害怕放松过度。

锻炼：也许你害怕晕倒或给你的心脏带来伤害。

食物：也许你害怕恶心或窒息，或者你有食品不卫生的强迫想法。

睡眠：也许你害怕睡得太多，或怕自己运动过多。

更多挑战：也许你害怕自己的负担过重。

如果你遇到了这种额外的困难，你就需要使用我们在后边章节里探索的挑战焦虑症的技巧来帮你完成生活方式的转变。

重要的是，你要弄明白不情愿做出改变和焦虑症造成的困难两者的区别。例如：因为强迫症特别耗时，你认为找不出时间来实施康复计划，那你的挑战就是找出时间，即使一天五分钟也会有所帮助。但是，如果你患的强迫症集中在其中的一个任务上，那你就需要在这项任务上做出努力，把它作为康复计划的重点，而不是专注于生活方式的转变。

> 在下面的空白处写下你要实现的生活方式中每一个领域的目标。
>
> 放松
>
> 锻炼
>
> 饮食
>
> 咖啡因
>
> 酒精
>
> 尼古丁
>
> 药品
>
> 睡眠
>
> 留给自己的时间

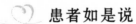

患者如是说

"焦虑症使我受到了许许多多的限制，我感到沮丧，但是我正在学习接受这些限制。停止服用安定药后，你只能让自己的身体来治愈这种疾病。"

——安德里亚

"……千里之行，始于足下。"

——朱莉

"我通过下面的方法使自己做好了心理准备：把目标看做激流上的一排石头，一次只踩一块石头，只有在这块石头上站稳脚跟，才会考虑下一步该怎么走。"

——诺曼

第二部分

有效的疗法

Free yourself
from Anxiety

16. 迈向下一步

　　改变生活方式只是康复计划的开始——它给一些人带来了巨大的影响，但给另外一些人没有带来什么影响。你要发现改变生活方式对你是否有影响，唯一的方法就是尝试——无论如何，你都会受益于更健康的生活方式。

　　在这一部分，我们将要专注于创建康复计划的下一个阶段。在阅读后几章的内容时，请继续努力改变你的生活方式。首先，请回答下面的几个问题。

　　（1）你是否一直或绝大部分时间感觉焦虑？是/不是

　　（2）你是否惊恐发作过？是/不是

　　（3）你是否害怕出远门？或乘坐公共交通工具旅游？是/不是

　　（4）你是否当众感觉尴尬，害怕成为大家注意的焦点，或者厌烦去酒吧或饭店？和别人谈话时，你是否担心自己脸红或颤抖？是/不是

　　（5）站在悬崖边上，你是否感到晕眩？在电梯或隧道这样狭窄的空间里，你是否感觉窒息？是/不是

　　（6）当你一想到遇见蜘蛛、老鼠、飞虫、猫咪或狗时，你是否会惊出一身冷汗？是/不是

（7）看见或想到血是否让你有要晕倒的感觉？你是否不去见牙医，或者害怕打针？是/不是

（8）你是否强迫自己一遍又一遍地洗手、洗衣服或打扫屋子？你是否一次次地检查水龙头或电灯关没关上、门锁没锁上？是/不是

看一下答案为"是"的问题，会帮你了解自己患上了哪一种焦虑症。

如果第一题和第二题的答案为"是"，这表明你有广泛性焦虑症的迹象。

如果从第三题到第七题中有一道题的答案为"是"，这表明你患有一种类型的恐惧症。

如果第八题的答案为"是"，这表明你患有强迫症。

你也有可能同时患有上面提到的好几种疾病。即使你患上的疾病类型这里没有提到，也不要担心。我们介绍的技巧依然对你有用。

概　述

我们在前面已经提到焦虑症会对你的方方面面造成影响。这里做一下简单的概述：

- 身体：不管你受不受惊恐发作之苦，焦虑症总会给身体带来一定的影响。你可能会因为浅呼吸而感觉虚弱或晕眩。由于肌肉紧张而头疼、脖子疼、肩膀疼或后背疼。你的消化系统受到影响：没有胃口、嘴唇发干、恶心、吞咽困难。直肠和膀胱可能也会受到影响。几乎你身体所有的部分都会受到焦虑症的影响。

- 情感：除了主要感觉恐惧以外，你可能还会感觉羞愧、缺乏自尊。也许你还有潜在的不能公开表达出来的情感，例如：生气或悲痛。

- 思维：你思绪万千、心情焦虑或有强迫性思维。你可能一直告诉自己消极的事情。

- 行为：你可能逃避特定的地点或情景，或必须完成强迫性仪式。

- 自我：也许你缺乏自尊，关于自己的潜在想法会让你更加的不自信。因为患有焦虑症你可能会自责。

- 精神：也许你对生活不满意，或者感觉生活没有什么意义。

焦虑症的影响

现在审视一下你生活的各个方面并判定焦虑症如何影响了你的生活——根据前一页的标题在笔记本上写下相关的情况。下面的例子来自于一位患有严重广场恐惧症的患者：

身体：恶心、震颤、头晕。

情感：恐惧，甚至一想到出门就感到恐惧，和别人说话感到尴尬。

思维：假如出门，就会当众晕倒。

行为：避免外出，甚至不出去扔垃圾。

自我：想放弃。

精神：厌烦自己的生活。

这里还有另外一个强迫症患者的例子：

身体：只有做仪式性的动作才会感觉好一些，但不能避免胃绞痛。

情感：恐惧，对自己需要不断地打扫厕所的行为感到羞耻。

思维：如果自己不打扫厕所，别人生了病肯定就是自己的错。

行为：每天打扫房间的各个角落，至少打扫十遍厕所，天气不好时，打扫厕所的次数会增多。

自我：厌烦自己。

精神：相信自己要负责任。

了解自己所患的焦虑症的具体问题会有助于你关注自己能做出的改变。当你在一些事情上做出改变时，你会发现其他的事情不用做出特别的努力也会随之改变。第一部分生活方式的改变是用来减少焦虑症给你的身体造成的影响。这一部分将聚焦于你的行为——焦虑症怎样地影响了你的行为。

患者如是说

"我认为你可以说我是一名检验员。"

——安德鲁

"我想如果我站起来，我就会跌倒在地，失去知觉。我给我的伙伴打电话，告诉他自己的感觉非常奇怪，但是我不想告诉母亲我生病了。"

——布里奇特

"当焦虑症非常严重的时候，我根本就不出门。实际上，我只躺在床上，并且只躺在我感觉安全的那一边。甚至去卫生间都很难。"

——朱莉

"我不能出门，即使往绳上晾刚洗的衣服我也会感到恐慌。走路时双腿摇晃，经常感觉自己会摔倒在地。转动脑袋或站起来时，我感觉晕眩，必须要抓住离自己最近的东西来支撑自己。"

——玛格丽特

"洗手，检查灯。

哪里还有精力作战？

关掉灯，又打开灯。

强迫症又赢了。

天哪！我的手又脏了。

还要再洗手，一直洗到我数到十为止。"

——诺曼

"过去我逃避一切……"

——彭妮

"刚开始我逃避学校集会，然后是电影院，发展到最后甚至后花园我也不能去了，也不能出去晾刚洗的衣服了。"

——温蒂

17. 检查焦虑行为

毫无疑问焦虑症影响患者的行为，只是影响的程度因人而异。下边是最常见的焦虑行为。

逃 跑

逃离引起焦虑症或惊恐发作这种情境的欲望是势不可当的。这属于战斗或逃跑机制的一部分，这种机制会使你精力充沛，让你想做点什么。离开后，你发现自己很快变得好一些，所以你往往认为逃跑可以让焦虑症消失。下一次你会变得更警觉，随时准备逃跑，很快这种模式就建立起来了。

你要明白逃跑并不能让焦虑症消失，这一点很重要。即使你待在原地不动，战斗或逃跑应急状态下激增的肾上腺激素也会逐渐消失。

♡ 回 避

回避通常是患者继逃跑后出现的一种行为。如果逃离某一个特定的情境看起来能够使焦虑症消失,那么首先就是要回避进入这种情境,这样做是合情合理的。问题是,很快你就会有一系列的事情不能去做,生活变得很痛苦,并且你依然遭受焦虑症的折磨。

除了回避一些地方和情境,你可能还会回避看报纸、看电视或听收音机,以防你看到或听到让你感到恐惧的东西。

在社交场合下,你可能会避免和别人进行眼神交流、打电话或与别人交谈。

回避是导致患者得广场恐惧症和社交恐惧症的主要原因,也是患者得惊恐发作和单身恐惧症的主要原因。同时它也是导致患上强迫症的重要因素。如果你知道使用公共厕所会引起强迫性的仪式动作,那么很显然,你就会避免使用公共厕所。这也是为什么做清洗仪式动作的强迫症患者最后根本不去清洗——最好开始就不要做这个动作。

♡ 少做事

焦虑症引起的身体症状可能会让你认为自己的身体出了毛病。实际上,很多人很难相信他们的问题是精神方面的而不是身体方面的。因为你感觉虚弱、疲倦、颤抖，你会发现自己做的事情越来越少。如果你把惊恐发作当做心脏病发作，或认为恐慌会损害你的心脏，你就会蜷缩到扶手椅子里，表现得像病人一样。这就陷入了恶性循环：你做得越少，你就会感觉身体越来越糟糕，你就越不相信自己的身体能够帮你克服恐慌。

安全行为

几乎每一位焦虑症患者都有某一件事要做，他们认为这样会使他们安全。有一些强迫症患者，他们一直做仪式性动作，并做得相当好，无论是身体方面的还是精神方面的。问题是，效果会逐渐降低，因此，随着时间的流逝，你必须不断地增加仪式性动作或提高其难度才能达到和以前一样的安全感。

患有其他焦虑症的患者也会有安全行为——一直坐在门旁，一直携带着他们的手机，携带备用安定药以防万一，这些都是典型的例子。随着时间的推移，这些行为会变得越来越严重。

焦虑行为的影响

这些行为存在着两个严重的问题。

1. 我们已经看到，随着时间的推移这些行为变得越来越严重，你的生活也越来越受到限制。

2. 你相信这些行为可以控制住焦虑症，但实际上，你永远测试不出它们是否有此效果。

改变你的行为可以帮你停止这些行为的进一步恶化，可以向你证明无论你做什么，焦虑最终都会降低。所有的这些行为都存在着相同的缺陷：短时间内，它们带来安慰，但总的来说，焦虑增加了。

现在你要实现的目标就是慢慢地改变你的行为，按照你能够驾驭的节奏循序渐进地进行。

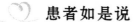

练 习

写下你的一系列焦虑行为。根据下面的四个标题，添加你所知道的任何一件你做过的事，即使这些事和这四个标题中的任何一项都不相符。

逃跑

回避

少做事

安全行为

其他

患者如是说

"我躲避过的唯一的情境是碰到医疗的东西。"

——安德里亚

"检查电灯开关/电源插座是否关上，检查房门是否锁上，等等。"

——安德鲁

"当时我就像灵魂出窍一样。我不断地想：'如果乘坐 16 路公交车我就要死掉。'我给母亲打电话，她说：'不要担心我，你去看一下医生。'"

——布里奇特

"我们计划好尽早到达那里以便战略性地选择我们的座位，如果万一出现什么情况，我们（更确切地说是我）就可以容易逃脱。当时那是一个不错的主意，但却意味着表演开始前我们需要焦急地等待很长时间。"

——朱莉

"……我的两腿经常软绵绵的。如果可能的话，我宁愿在崎岖不平的路上行走，这样我就能够专注于我的脚该往哪里放。像商场那样铺着地板砖的开阔地区往往让我感觉不自在。"

——玛格丽特

"如果我要用洗手间该怎么办？
我就像热锅上的蚂蚁一样。
摸一下冲水把手我感觉脏得不得了，
我要用一块干净的厚毛巾盖在手上。
但是这块毛巾必须是特别的。
这样的经历不愉快，一点也不好玩。"

——诺曼

"任何事情都让我心烦意乱，即使是好事，也会引起惊恐发作。"

——彭妮

18. 你想实现什么样的目标

你开始更清楚地了解焦虑症如何影响了你的生活。也许你意识到事情并不像你所想的那样糟糕，或者你已经勇敢地面对疾病的最坏情况。这样做令人痛苦但很重要——任何一件你不了解的事情，都有可能变成一个怪物来吓唬你。

现在需要考虑一下你想实现什么样的目标。你可能不耐烦地说"我只想好好的"或"我只想变成原来的样子"，但是你的目标应该更具体一些。

没有一个人能够摆脱焦虑。不仅日常生活产生焦虑（我能找到停车的地方吗，我还有去银行的时间吗），并且总有不期而至的困难可能出现在你面前（我失业了该怎么办，我的同伴生气了该怎么办）。

焦虑是生活中不可或缺的一部分。焦虑让你知道什么时候要细心；另一方面，焦虑是一种做你以前从未接触的或有挑战性的事情时让你感到兴奋的能力，例如开始从事新工作或坠入爱河。这两种能力都是你所需的。

问题是你正常的焦虑已经变异成了焦虑症，它已经主宰了你的生活。难道你不希望想方设法摆脱焦虑症的魔掌吗？难道你不想再次主宰自己吗？

请记住本书的标题——和焦虑说拜拜。你有能力做到这一点，只有你自己能做到这一点。不管你受限制的情况有多严重，从现在开始努力，你肯定会取得进步。

刚开始你可能认为自己没有取得任何进步——但至少你正在阻止焦虑症进一步恶化。只要你坚持不懈，慢慢地你就会取得进步。最后，你将会学到一套一生都可以使用的技巧，只要你记得使用这些技巧，它们就会确保你的健康。

查看你的答案

我们仔细看一下下面这些不耐烦的回答。很多人在求助时会说：

- 我想变得好一些。
- 我想好好的。
- 我想变成我原来的样子。
- 我想过正常的生活。
- 我只想快乐。

这些回答完全可以理解，但是康复的目标不是这种类型。记住，你的目标必须是精确的（SMART）。

- 我想变得好一些——目标太笼统。你的目标必须具体、明确。
- 我想好好的——你能给"好好的"下定义吗？"好好的"没有可测量性。
- 我想变成原来的样子——这个目标无法实现，因为每一次的经历都会改变你，你会永远和掉入焦虑黑洞的那个你有所不同。

- 我想过正常的生活——这个目标有关联性吗？难道过适合自己的生活不更好吗？
- 我只想快乐——得到快乐不能用时间来衡量。你有可能一瞬间得到它，也有可能过好多年才能得到它。相反的是，你应该寻求具体明确的目标，例如：
- 我想重返工作岗位。
- 我想与别人交往。
- 我想出国旅游。
- 我想继续上大学。

用笔记本写下具体的长期目标。不要因为这些目标离你十分遥远而心烦意乱。相反，把这些目标当做你的动力。终有一天你会实现它们。

对自己的担忧要一清二楚

接下来，拿出你的一个长期目标，把它分解成小目标，看一下当前什么事情阻止你实现这个目标。例如：如果你的目标是重返工作岗位，你有可能会受到下面情况的阻碍：

- 害怕工作时惊恐发作。
- 害怕与别人在一起。
- 害怕和行程相关的事情。
- 害怕肮脏的环境。
- 害怕没有足够的耐力度过一整天。

- 害怕别人看到自己做仪式性动作。

现在你的目标就是消除这些担忧。虽然焦虑症只有几大分类，但是具体情况因人而异，所以每一位患者担忧的事情也是不一样的。

认知行为疗法

我们旨在教你使用建立在认知行为疗法基础上的技巧来实现你的目标。"认知"的意思是"和思维有关"——当你在第十七章填写关于思维的那部分内容时，实际上你是在描述你的认知途径。"行为"是指你自己的行为举止。

认知行为疗法的目标是帮你在思维和行为两方面做出改变，这样你才能够逐步摆脱焦虑症的魔掌。

我们将要从改变患者的行为入手，在第三部分我们将会转向改变患者的思维。这是因为绝大多数人会发现刚开始时改变他们的行为相对容易一些。有时候，一些人只需改变他们的行为，但绝大多数人发现他们的行为改变到一定阶段就无法继续进行下去——这表明已经到了他们需要对自己的思维做出改变的时候了。

你可能会问，为什么不直接谈论改变思维呢？答案是：行为确实需要改变，况且一上来就改变思维对绝大部分人极具有挑战性。先对你的行为做出改变，然后品尝成功带来的喜悦要好一些。这样会让你感到有信心并且有动力去努力改变你的思维。

患者如是说

"记日记是一个不错的主意，我觉着有义务在日记里说出真话，在日记里记录进步的唯一方法就是记日记并取得进步。"

——安德鲁

"……焦虑并不像关掉水龙头水就不流了那样让你轻易地摆脱。"

——玛格丽特

"我对康复的建议是：一步一步来，不要急于求成。从你所在的位置迈出第一步。"

——温蒂

19. 思考变化和风险

我们在前面已经解释了简单而又放松的平静呼吸和设定目标这些关键技巧。现在我们需要了解一下其他两种技巧，这两种技巧和你对康复所持的态度有关。

这和我们要在第三部分里讲述的认知行为疗法中的认知部分并不一样。这里更多的是帮你寻找一种心态，这种心态可以帮你康复而不是阻碍康复。

焦虑症给一些人的生活带来限制性的影响——他们可能会避免外出，限制自己的社会交往，花大量时间做仪式性动作而不是去享受生活等。

焦虑症对你的大脑会造成类似的影响。如果你绝大多数时间用来担心，想方设法回避特定的东西或者在焦虑症强加于你的各种约束中想办法如何安排自己的生活，那么在精神上你就会变得迂腐。你的思维过程如出一辙。

同时还有恐惧方面的因素。如果一想到特定的事物都会让你感到一阵恐慌，那么你就会避免去想那些事情。你不再认为自己能够上班、环游世界或迎接生活中的挑战等。你开始保护自己，害怕接受新事物，以防它们使焦虑症进一步恶化。

康复工程刚开始时，一些人经常给别人留下这种印象：他们迫切地想康复，但他们还想抓住当前的心态不放，即使这种心态会阻止焦虑症好转。

改变你的心态至关重要，就像康复计划里的任何其他要素一样，你可以用可操纵的步骤来逐步实现这个目标。当你实施训练时，你会发现自己的心态会逐步地改变。

关键技巧——接受改变

第一个关键技巧就是接受改变是必需的这种观念。改变会令我们绝大部分人提心吊胆。想想第一天上学或搬家的情形就知道了。实际上，如果你回头去看第七章里的托马斯·雷赫压力量化表，你会发现表里几乎所有的选项都代表着生活现状的改变——以前结婚了，后来离婚了；以前身体健康，后来受伤了；以前有偿还能力，后来欠债了，等等。

如果你经历了大量的充满压力的改变，并因此患上了焦虑症，难怪你不想再做出任何变化。即使你没有经历过上面提到的压力，由于焦虑症的影响，你也会害怕做出改变。如果你感觉自己只想维持生活现状，你肯定只希望让所有的东西保持原样，以防招架不了新出现的情况。

然而康复工作肯定涉及或多或少的改变。如果你依靠咖啡因和稀薄的空气的话，你已经知道需要改变自己的饮食方式了。如果以前你的呼吸情况不好，那么你现在要学会如何好好呼吸。

本书你已经读到这里，因此你已经知道做出改变的关键是用可操纵的步骤逐步进行。在你习惯了当前的每一步之后，再迈向下一步，慢慢地而又毫无疑问地，你会发现自己正做出自己所需的改变。

如果你继续使用本书，你会做出更多的改变。慢慢来，你肯定会取得成功。

找到做出改变的动机

如果你觉着做出改变太具有挑战性，不能确定自己是否想做出改变，你可以试着做一下下面的练习。

把你的日记本的一页分成相等的四个格子。在每个格子上方各写一个标题：自己安于现状的好处，自己安于现状的坏处，做出改变的好处和做出改变的坏处。

接下来在每个标题下写出你能想出的尽可能多的要点来。下面的例子来自于一位总害怕会伤害到别人的强迫症患者。

自己安于现状的好处

只要我做检查这种仪式性动作，我就能确定没有伤害到别人。

自己安于现状的坏处

由于我把时间都花在检查上，我与世隔绝。

我的家庭生活受到了干扰。

我不能工作所以我的收入很低。

我不满意自己的生活。

我的强迫症正在逐步恶化。

做出改变的好处

我可以再次和朋友联系。

我的家庭成员会更快乐。

我又可以工作。

我可能会更快乐。

做出改变的坏处

我会很不舒服，也许我不能忍受改变。

我感觉自己正冒着巨大的风险，万一我伤害到别人怎么办。

这里有一个关键的句子：我的强迫症正逐步恶化。这就意味着不管你对康复计划做出什么决定，改变都是不可避免的。

如果你决定什么都不做，有可能焦虑症会逐步恶化，你会发现自己不停地做着无望取胜的斗争，企图阻止它的恶化。另一方面，如果你对自己负起责任，对你选择的要做出的改变下工夫，你就能够以一种引导着你迈向康复的积极的方式进行这种改变。

关键技巧——敢于冒险

许多焦虑症患者生来谨慎，或在成长的过程中他们从家人身上学会了小心谨慎。其他患者则是由于患有焦虑症而变得害怕冒险。

当你读到需要做出改变这一部分时，你是否感到恐惧？你是否感觉做出改变过于冒险？

实施康复工程会涉及风险。如果你冒险去商店，你可能会惊恐发作；如果减少做仪式性动作，你会感觉更糟而不是更好；如果走出家门你可能在大庭广众之下感觉尴尬。

但是你知道我们要对你说什么——如果你慢慢来，把它分解成小步骤，那么每一步的风险将会很小。如果你能够持之以恒地改变你的生活方式，并设定"聪明"（SMART）的目标，你就能把风险降到最低。

但是你仍会感觉实施康复计划比较危险。第一次走进你以前一直回避的地方，第一次没有做完仪式性动作，这会给你带来挑战。这时候，你需要问一问自己——我是想维持现状，继续生活在焦虑症的黑洞里，还是想在康复的路途上迈出一小步时冒已经精心考虑到的很小的风险呢？

请记住，做任何事都需要冒某种风险。也许你认为待在家里或回避一些情境就可以保证你的安全。

但是遭受这些约束你就冒着失去朋友、自尊和生活质量的风险，而这些东西是值得你用短时期的不适来交换的。

学会接受风险

下边的练习可以帮助你客观地评估风险。把日记本的一页纸分成两栏，第一栏的标题写上"收获"，第二栏的标题写上"损失"。在"收获"下列出冒险带来的收获，在"损失"下列出冒险造成的损失。

　　下面的例子来自于一些广场恐惧症/社交恐惧症患者，他们正试图决定要不要出去和朋友看电影。

收获

我想去看电影，现在我只能在电视上看老电影。

我能见我的朋友，而又不用说多少话。

我知道走出家门我会感觉好一些。

我会因为康复取得进步而感觉奇妙。

损失

我可能不喜欢这场电影。

我可能会感觉太紧张，不能和朋友交谈。

我可能说出或做出令人尴尬的事情。

我可能感觉太恐慌去不了。

无法预料的事情可能会发生，而我又应付不了。

　　接下来，他们看看"损失"那一栏，决定自己是否能够应付这些风险：

我可能不喜欢这场电影——我应付得了。

我可能会感觉太紧张，不能和朋友交谈——对于我的安静他们已经习以为常。

我可能说出或做出令人尴尬的事情——我不能忍受这一点。

我可能感觉太恐慌去不了——通过放松我可以让自己平静下来。

无法预料的事情可能会发生，而我又应付不了——我的朋友会照顾我。

　　最后，他们决定是否要冒此风险。很显然，在这个例子中他们最担心尴尬这个问题。他们必须决定是冒此风险还是努力实现更小更容易操作的目标。

患者如是说

"我开始意识到世界上没有魔杖也没有灵丹妙药。"

——诺曼

"我的情况时好时坏，有时候，我觉着自己永远好不了，有时候我觉着自己正在康复。"

——莎拉

"我正在自我发现的旅途中。"

——特蕾莎

20. 焦虑症如何影响了你的
家人和朋友

　　许多焦虑症患者从来没有把他们的问题告诉过别人。可能因为患有焦虑症使你感到羞愧或尴尬，所以你认为不能够告诉别人。如果告诉了别人，你可能会认为你会被别人永远贴上患有精神疾病的标签，你不会得到别人的同情或被强迫接受你并不喜欢的治疗。

　　即使你没有告诉过别人，可你的家人和朋友仍然正受到你的疾病带来的影响。他们可能不明白你为什么一而再再而三地拒绝他们的邀请，或拒绝和他们一块去度假，但是他们知道一定有什么事情阻止你这么做。

　　人们生性好奇，他们会猜测你为什么有这样的行为。他们可能认为你生性羞涩，或猜测你有什么问题。也许他们还会想出大错特错的解释——例如：认为你很不友好，或认为你自恃清高不愿意和他们交往。

　　读到这里你是不是惶惶不安？如果别人知道了你遭受的经历，他们果真能毫无疑问地更加同情你吗？或者他们只把你当做一个脆弱可怜的人？挣扎着不让别人知晓你的病情只会大幅度地增加焦虑症带来的压力，担心不知道该告诉谁，担心不知道如何开口也会增加你的压力。

当然只有你自己决定什么才是正确的做法，但是很多人称把这个秘密告诉别人后他们如释重负。

告诉别人你的焦虑问题

很多患者只会把生病的情况告诉一个人，一般是他们的一个伙伴或一个家庭成员。如果他们需要得到那个人的许多帮助，他们可能会为此感到内疚；或者如果那个人不能提供足够的帮助，他们也可能会有所怨恨。明智的做法是告诉几个你信得过的朋友，这样他们能够分担向你提供帮助的任务。你会发现其中的一些人在你身旁会使你感到心安，你愿意他们陪伴着你，而另外一些人会给你提供别的方面的帮助。

重要的是不要让你的家人和朋友成为问题的一部分。假如他们一直替你购物、检查房间找蜘蛛或让你坐在汽车的前面，那么他们是在帮倒忙，不利于病情的恢复。毫无疑问，他们都很忙，他们发现帮你解决身边的问题要比花时间帮你康复容易得多。带着最美好的心愿，他们偏偏做了错误的事。当然在康复过程中你需要的临时帮助要另当别论。

强迫症患者确实经常承认他们有困难，因为他们需要帮助来克服强迫症。有时他们需要帮助来完成仪式性动作，有时候他们强迫性地需要寻求安慰。如果你患有强迫症，你可能已经牵累了你的家人和朋友，即使他们只是要忍受你花额外的时间做日常工作。也许他们还要被逼着以特定的方式生活（例如：摸完门把手后要擦一擦它）或参与给你提供慰藉。

不管你得到了什么样的帮助，在一定的时刻你都需要放弃它，你要为自己负责。像康复其他的任何一个方面，你可以把它计划成一系列的目标，慢慢地减少别人支持你的焦虑行为的帮助。

护理员

有一少部分焦虑症患者的情况极其严重，他们需要另外一个人来照顾。这种任务很艰难，护理员常常变得筋疲力尽，而被照顾者还有另外一种担忧——如果我的护理员不能再照顾我了，我该怎么办？

当然这只是一种极端的情境，但确实能给患者带来巨大的动力进行康复治疗。即使有些患者的病情极其严重，他们也能开始进行治疗——无论患者的情况有多糟糕，只要慢慢地朝着精心挑选的目标迈进，情况都会好转。

最好告诉你的护理员你有什么打算，这样他就可以陪你进行治疗。在努力实现目标的过程中，你可能需要改变日常生活或要求得到额外的耐心和理解。

患者如是说

"我一边尽最大的努力控制自己的呼吸，一边轻声地鼓励自己，跌跌撞撞地走向公共电话，给一个朋友打电话寻求一点自信。和往常一样，我的朋友非常了不起，他一番激励的话管用了，我感觉自己变得足够强壮能够继续生活。"

——朱莉

"回想过去，我特别惊奇当时怎么会有憎恶自己这种可怕的思想和绝望的感觉。在家人和朋友眼里，由于焦虑和恐慌，有些事情我做不了。但是我脑子里承受的负担越来越重也越来越可怕。"

——玛格丽特

21. 了解暴露疗法

认知行为疗法中用来改变行为的基本手段是暴露疗法或系统脱敏疗法。它是建立在你承受的时间越长焦虑症状就越减轻这种认识基础上的。一直感到焦虑的患者或恐慌似乎永远不能消除的患者肯定很难接受这种观点，但事实上，战斗或逃跑机制只是短时间内用来应对直接危险的应激反应。其实你的身体很想关闭这种机制，加上来自于你的帮助，它能够做到这一点。

在暴露疗法治疗中，你要选择进入一个会引起你焦虑的场景，但确定是在可控范围内。强迫症患者选择不去做仪式性动作，也要在可控范围内。

在开始接受治疗前，你需要了解关于暴露疗法的一些重要情况。

- 从你所处的位置开始治疗。
- 设定"聪明的"（SMART）目标。
- 通过可控的小步骤来构建你的目标。
- 重复每一步直到你感觉舒服为止。
- 频繁地接受暴露疗法治疗，至少每天一次。
- 进行暴露疗法治疗时做记录，分别在治疗前、治疗中和治疗后给焦虑症打分。

只表现为强迫观念的强迫症患者也需要接受暴露疗法治疗，只不过他们只需围绕他们的强迫观念而不是强迫行为来设计方案。

制订一个暴露治疗计划

我们继续谈论那一些患者想重返工作岗位的例子。这些人已经明白阻挡他们的因素，也知道自己所患的焦虑症的类型，所以他们知道要从哪里开始努力。下一个阶段是来看一下直接目标，这些目标会带领他们到达重返工作岗位的最终目标。

- 如果他们害怕发生惊恐发作，他们需要学着进入可能引起惊恐发作的场景。
- 如果他们害怕别人，他们需要练习和别人待在一起。
- 如果他们害怕旅行，他们需要练习去旅行。
- 如果他们怕脏，他们需要练习去脏的地方。
- 如果他们怕撑不过一整天，他们需要测试一下自己的耐力。
- 如果他们害怕在公众面前做仪式性动作，他们需要减少做这种动作的次数。

有些患者可能不只有一个问题。广场恐惧症患者可能既害怕旅行又害怕与别人待在一起。强迫症患者可能会碰到这样的问题：在旅行或工作时遇到他们认为肮脏的环境。

唯一的办法就是一次解决一个问题，设定不同层次

的目标的关键是从你感到压力最小和最容易实现的目标
入手。

列出你的目标

接下来列出五个能帮你实现主要目标的中期目标。
下面的例子来自于一位想重返工作岗位的广场恐惧症
患者。

- 乘坐公共汽车。
- 去街角商店买三样东西。
- 早上出去喝杯咖啡。
- 在熙熙攘攘的购物中心待一小时。
- 出去度个周末。

这里还有一个例子，来自于一位想重返工作岗位的
患有洁癖强迫症的患者：

- 没有打扫厕所就离开家。
- 尽管看起来脏，还是乘坐公共交通工具。
- 使用公共洗手间。
- 每天打扫洗手间的次数减少到一次。
- 使用酒吧里的洗手间。

上面的几项并不是按特定顺序排列的，因为每个人
关于最容易和最难实现的目标的看法是不一样的。广场
焦虑症患者可能认为在外面度过周末最难，而乘坐公共
汽车或去街角商店买东西最简单。强迫症患者可能认为
每天只打扫一次洗手间最难，而使用公共洗手间最简单。
反之亦然。

在笔记本上列出五个目标，按难易程度排列。记住你的目标要设置得"聪明"（SMART）些。

有一些目标虽然符合聪明目标（SMART）的要求，却不实际，因为你不能够反复训练。如果你住在每周只通一次公共汽车的村庄里，那么你就不能每天练习乘坐公共汽车。如果你害怕坐飞机，那你不可能每天都能乘飞机。

有一个办法就是寻找其他能够引起你恐惧感的情境。如果你不喜欢和其他人待在封闭的场所里，除了做公共汽车和飞机，你可以选择电梯、汽车或集会来练习。

患者如是说

"我自己使用了暴露疗法。如果你做好准备忍受不适，你就可以做任何事。"

——安德里亚

"我做的另外一件事就是做了一个邮箱，我把它当做我的朋友。透过我住的公寓的窗户，我就能看到它，它看起来那么的和蔼又那么的结实。我给它取了个名字叫派德，从我公寓的前门到它面前要走 22 步。走到派德那里是我的第一个目标。我早期的暴露方案一直包括派德，所以它一直保留在我面前，它真的帮了我很多忙。出门或回家经过它的时候我总是要跟它打个招呼。我并没有觉得自己傻，我知道它一直在帮我，我也不用告诉别人这件事。康复后过了一段时间，我决定搬家。当我离开派德时我很痛苦。"

——朱莉

"我已经接受过暴露疗法，有时靠自己，有时是在别人的帮助下。现在我还在做——我有走不出舒适区这方面的问题。"

——彭妮

"我17岁时住过院。住院期间我尝试过暴露疗法。我不敢出门，因为我害怕碰到死人。"

——莎拉

使用暴露疗法治疗强迫症

用暴露疗法治疗强迫症疗效十分显著，但刚开始时很难。如果你一直深陷于无休止而又无法控制的痛苦的漩涡中，也许你会感到疑惑，如何进行暴露治疗来和强迫症做斗争？

强迫症由焦虑症引起。强迫症并不是你的基本组成部分，也不是不能改变。但是如果你感觉它已经成了你生命中的一部分，你会很难接受这种观点。像其他焦虑症患者一样，实施暴露疗法你要做的第一步主要是测试一下你可怕的感觉是否真的由焦虑症引起，焦虑程度是否真的能够降低。渐渐地，在面对诱发焦虑症的刺激物时你会忘记自己的习惯性反应。

也许你还会因为强迫思维觉着自己古怪或邪恶。如果你感到惭愧、内疚或受到自己就要发疯的惊吓，也许你会试图掩盖这个问题。这样就会增强你的孤立感，增加你的压力，结果只会使强迫症变得更糟。

你没有必要感到羞愧或内疚，你也不会发疯。情况就这么简单。强迫症是焦虑症，患上这种病并不是你的错，并不表明你是软弱的或你的道德水准开始退化。把情况告诉别人要好一些，如果你没有人可以倾诉，你可以利用热线电话或在线服务。这样做会帮你意识到有很多和你一样的强迫症患者生活在你的周围。

患者如是说

"我拜访了一位临床心理学家，从那时起我开始接受暴露疗法。效果极其显著，我和那位心理学家无话不谈。"

——安德鲁

"治疗师过来问道：'要我帮什么忙？'
'对付我那该死的病！'我咆哮着说。
我看到治疗师用暴露疗法来对付这个恶霸。
这个恶霸无能为力，只好落荒而逃。"

——诺曼

用暴露疗法治疗惊恐发作

害怕惊恐发作经常是患有广场恐惧症、幽闭恐惧症或社交恐惧症等多种恐惧症患者潜在的恐惧。换句话说，你倾向于回避特定的情境不是因为你害怕这种情境而是因为你害怕惊恐发作。一般而言，强迫症患者很少害怕惊恐发作，但也有例外情况。

开始实施暴露疗法时，你主要关心的是能否通过每一个阶段而又没有引起惊恐发作。这是可以理解的，每一次如果你能够成功做到这一点，你就会越来越有信心。问题是，在你内心深处，你依然担心又一次的惊恐发作。

你真正需要的是忘记这种恐惧——如果你能耸耸肩，说一声"让惊恐发作吧，它不会给我带来麻烦"，你能想象那是什么感觉吗？

这样你在接受暴露疗法时采取的方法会耗时一些。你应该采取这种模式：按照由易到难的顺序排列目标，然后开始努力实现它们，同时怀着实现最简单的目标时惊恐不但不会发作还可以树立自己的信心这种希望。

到达一定程度时，你要完成的任务会难一些，很有可能遭受惊恐发作。你需要知道该如何对付它——因为你有能力对付它，即使现在你认为你不能。

应对惊恐发作

一般情况下，惊恐发作时，患者的本能是离开他们所处的场景（这属于战斗或逃跑机制的逃跑反应）。当惊恐发作平息下来，自然而然地，这个人就会认为是逃离那个场景的结果——你离开后，惊恐发作就结束了。实际上，无论你做什么，惊恐发作都会结束——战斗或逃跑只是短时间内的应激反应。请记住这一点。

因此尽可能地待在那里。如果你必须要离开，努力使自己平静下来，并尽快返回原来的场景——如果可能的话，几分钟内就要返回——然后接着努力实现你的目标。

有时候周围人的反应会使问题变得更严重。当别人发现你明显地陷在困境中时，他们会试图帮助你，这可能会加剧你的恐慌。有可能你第一次惊恐发作时，一个好心人认为你心脏病发作赶紧给你叫了救护车，很可能你也这么认为。即使结果证明你没有心脏病，但是关于那次可怕经历的回忆却如影随形。

我们建议你进行暴露疗法治疗时要找一位帮手。这位帮手能够理解你，能够应对那些关心你的好心的陌生人。最终你会设定不需要帮手参与的目标，但在你建立信心期间，你的帮手与你相伴是完全可以的。

惊恐发作和暴露疗法治疗期间控制呼吸

我们在前面已经解释过如果你学会了控制呼吸，你就能减少焦虑。如果你已经在第一部分训练过呼吸练习，那么你现在应该有足够的信心通过它来降低你的焦虑程度。在进行暴露疗法治疗前，先进行缓慢平静的呼吸，同时默默数数以确保呼气的时间比吸气的时间长。

无论什么时候感觉到惊恐发作的迹象，你都可以使用平静呼吸的技巧把症状压下去。

有关呼吸的更多论述

现在你将学到更多的呼吸知识。舒舒服服地坐下，把一只手平放在肚子上，另外一只手放在脖子下的胸口上。静静地坐着，感受一下你呼吸时两只手是如何动的。哪一只手动得幅度比较大？如果是放在胸口的那只手，这表明你在浅呼吸，而它不利于焦虑症的康复。

正确的呼吸应该是这样的：呼吸时下面的那只手在动，而上面的那只手在你静止时几乎不动（你活动时它会动得多一点）。下面的练习可以帮你训练如何正确呼吸。

- 仰面朝天平躺着。
- 把你的手放在肚子上，只用指尖触摸肚子。
- 用鼻子呼吸。
- 吸气，往肺里吸气时让你的肚子像气球一样鼓起来。这样做时，你的指尖会分开。
- 呼气，从肺里排出空气时让你的肚子缩回去，这样做时，你的指尖会重新合拢。

做这项练习时，你可以在脑子里数数。一旦掌握了窍门，尝试着坐下训练，然后站起来训练。如果你感觉有信心掌握了它，你也可以在接受暴露疗法治疗期间使用它。

♡ 患者如是说

"惊恐发作要来了这种想法出现在我的脑海中——我从来不知道别人谈论惊恐时说的什么意思，我认为是一种一辆汽车突然转弯向你疾驶而来的感觉。"

——布里奇特

"……当时是在欧洲之星终点站，硕大的空地再加上旁边陡峭的自动扶梯让我受不了，焦虑症开始踩踏我的神经，消极的思想瞬间把我淹没。惊恐马上就要发作，所以我只好放弃。"

——朱莉

22. 计划实施暴露疗法

　　在下一个阶段，你要瞄准最简单的目标，并计划如何实现它。也许生活方式的成功改变让你取得了巨大的进步，以至于你认为能够马上实现这个目标。事实上，你要想方设法来实现这个目标，但是千万不要急于求成。

　　很可能你认为这个目标超出了你的能力，面对这种情况，你可以把它分解成一系列的小目标。记住每一个目标都是"聪明的"（SMART），并且你能够反复实现它。用笔记本写下目标和用来实现它的步骤。

♡　暴露阶梯

　　努力实现你的目标的过程就像爬梯子，这些横挡带你靠近位于梯子最高处的最终目标。刚开始写下这些步骤时，也许你认为自己永远到达不了梯子的顶端——梯子高耸入云。不要紧。不管怎样先写下来，然后开始爬最底部的横挡。不要考虑太多上面的横挡——最终你会看到它们，而且能够爬到那里。

一定要记住，做暴露疗法治疗时你需要有焦虑感。如果感受不到焦虑，你就会一无所获；如果焦虑太多，你就会心灰意冷。在实践中，绝大多数人需要重复最初的几个步骤来重拾信心，当他们进一步往上爬梯子时重复的次数会慢慢减少。

内视法

如果你不知道如何创建自己的暴露阶梯的话，刚开始你可以使用内视法。舒舒服服地躺下或坐下，闭上双眼，想象着自己正朝着目标努力。尽力创建一幅完整的图画，不仅包括事情的视觉图像，还包括和它有关的噪音和其他感觉。想象着自己出现在画面中，处事冷静，成功地实现了目标。

下面的例子会让你明白如何创建你的阶梯。

恐慌阶梯

下面这个暴露阶梯是针对这样的人设计的：在熙熙攘攘的超市里他们惊恐发作，现在他们很害怕再去那里以防再次惊恐发作。他们的最终目标是重返超市，为此设计了下面的步骤：

人少时逛逛街角超市。

人多时逛逛街角超市。

逛逛管辖区，下午街上不大有行人时经过超市。

人少时逛逛超市，有一位帮手相伴，买一样东西。

人少时逛逛超市，没有帮手相伴，买一样东西。

人少时逛逛超市，有一位帮手相伴，买几样东西。

人少时逛逛超市，没有帮手相伴，买几样东西。

人多时逛逛超市，有一位帮手相伴，买一样东西，等等。

广场恐惧症阶梯

我们来看一下一位宅在家里的患者，他认为做任何尝试都没有意义。实际上，最小的目标会引领你到达更大的目标——不管这些事做起来或看起来有多傻有多荒谬，都是值得尝试的。

想象自己离开家。

穿上外套和户外鞋子（再次习惯穿户外鞋子的感觉）。

穿上外套和户外鞋子，站在门前一直等到焦虑平息下来。

穿上外套和鞋子，把垃圾送到垃圾箱里。

走到第一个街灯柱旁，返回家里。

走到第二个街灯柱旁，返回家里。

走到邮箱旁，邮一封信。

最终广场恐惧症患者需要练习待在相关情境里，这样他们才能转移到惊恐例子里的购物阶梯那里，或者他们可以设计一个关于和别人待在一起的新阶梯。

特定恐惧症阶梯

如果你患有特定恐惧症，暴露疗法可以用来提高你对所害怕的东西的忍耐性。每一个阶梯都是量身定做的。下面的例子是针对蜘蛛恐惧症设计的。

看一张蜘蛛漫画。

看一张蜘蛛照片。

摸一摸蜘蛛照片。

看一段有关蜘蛛的视频。

看密封瓶子里的蜘蛛。

拿装着蜘蛛的瓶子。

拿蜘蛛。

有时重复接受暴露疗法可能比较困难——例如：偶尔才会打雷。这种情况下，考虑买一张关于你所害怕的东西的光碟，在实施暴露疗法时使用它。

广泛性焦虑症阶梯

如果你患有广泛性焦虑症，那么你可以利用暴露疗法来提高你的活动水平，增强你的耐性。

你设置的目标可以包括与朋友见面、去公共场所、做志愿者工作、做运动或参加社会活动。针对每一个目标分别构建一个暴露阶梯。

关于焦虑症还有一个方面要说明一下，就是担心这种行为。如果你尝试着想做出更多努力，而你却不停地担心是否能做到这一点，就此你可以创建一个暴露阶梯来帮你减少担忧的时间。首先在笔记本上写下你的种种担忧——这样会帮你更客观地去看待它们。然后设定目标，减少这种想法，或减少让自己陷入这种思想怪圈的次数。另外一种办法就是专门留出时间来担心事情：

每一个钟头允许花十分钟担心事情。

每一个钟头允许花五分钟担心事情。

每两个钟头允许花五分钟担心事情。

等等。

旅行暴露阶梯

害怕旅行有时可以称为类型繁多的广场恐惧症中的一种，有时只是指害怕在特定的情境里旅行，例如：在高速公路上驾车。这里有两个例子。

乘坐公共汽车

人少时乘坐公共汽车，坐在车门附近，帮手坐在你身旁，坐一站路。

人少时乘坐公共汽车，坐在车门附近，帮手坐在你身旁，坐两站路。

乘坐公共汽车，与帮手分开坐，坐五站路。

乘坐公共汽车，帮手在后边开车跟着，坐一站路。

乘坐公共汽车，坐在车门附近，有帮手开车跟着，坐两到五站路。

乘坐公共汽车，没有帮手在后边开车跟着，坐一站路。

乘坐公共汽车，坐在车门附近，没有帮手跟着，坐两到五站路。

在人多的时间重复上面的过程。

训练乘坐公共汽车去拜访朋友、购物。

乘坐汽车

你的帮手负责开车，你是一名乘客。

在没开动的汽车里的乘客坐席上坐一小会儿，帮手坐在司机座位上。

帮手载着你在安静的街道上开五分钟的车。

帮手载着你在安静的地方开较长时间的车。

帮手载着你在街道上开较长时间的车。

帮手载着你在包括双行道在内的街道上开较长时间的车。

帮手载着你在包括高速公路在内的街道上开较长时间的车。

如果你需要重新驾驶汽车，你可以重复上面的步骤，刚开始帮手坐在乘客席上，然后他另开一辆汽车跟着你。但是，如果因为某种原因，你认为自己开车不够安全的话，你需要考虑重新学习驾驶课程。

社交恐惧症阶梯

这个例子是针对在别人面前不敢吃东西、喝饮料的社交恐惧症患者设计的。

邀请别人到你家待一会儿。

让别人在你家待一段时间，你准备饮料，但自己不要喝。

邀请别人到你家里来，他们能看到你准备饮料。

邀请别人上你家里来，别人喝饮料，你自己也喝饮料。

经过快餐店，观察别人吃东西、喝饮料。

陪别人去快餐店吃饭，你自己不要吃东西、喝饮料。

陪别人去快餐店吃饭，你自己吃点东西或喝点饮料。

重复去快餐店吃饭的步骤，然后试着去酒吧吃饭，最后去饭店吃饭。

针对任何一种焦虑症都可以创建一个暴露阶梯。如果你认为创建自己的阶梯难度还是很大，你可以借鉴"不再恐慌"、"迈向自由第一步"机构的相关传单。

♡ 患者如是说

"我最大的受益是在接受暴露疗法之前去想象暴露疗法。我经常在脑子里演练，一步一步地进行，总是想象一个成功的结局。"

——朱莉

"治疗师向我建议，必须要通过练习自己学到的技巧来坚持实施这个维护计划。"

——诺曼

23. 利用暴露疗法治疗强迫症

对一些强迫症患者而言，暴露疗法需要聚焦于强迫行为和与之相伴的行为——回避（强迫思维将在后文认知行为疗法里论述）。

看起来强迫症的康复往往需要走到事情的反面。社交恐惧症患者必须想办法走进社交场合——他们必须开始做他们讨厌做的事情。强迫症患者必须想办法停止强迫性行为——他们必须停止做他们喜欢做的事情。

实际上问题的实质是一样的——学习忍耐焦虑症一直到它平息下来并最终消失。社交恐惧症患者待在社交场合里感到焦虑，强迫症患者如果停止强迫性行为也会感到焦虑。这两种患者要慢慢学会忍耐焦虑的心情一直到它平息下来。

了解强迫行为

强迫行为包括两个要素。

（1）强迫行为必须要做够一定的次数，或直到患者感觉次数够了为止。

（2）按特定的方式进行强迫行为——如果做错了，患者必须要从头再来，出错的那一次不计在内。

上面的两个问题都可以通过暴露疗法来治疗。首先问自己两个问题。

（1）因为恐惧我有什么样的行为？

（2）因为恐惧的影响我不再做什么事情？

这两个问题的答案可能有很多，例如：

（1）由于害怕污染，我每天洗好多遍手，每天打扫厨房和厕所，用消毒剂擦拭购买的所有的商品，自己出门回来后还要给自己消毒。

（2）我不再留长发，因为短头发更容易清洗；做饭时喜欢加工半成品，因为容易保持厨房的卫生；不再买新鲜水果和蔬菜，因为没法消毒；我也不大外出，因为外出回来后，我要花好长时间给自己消毒。

把上边的答案按难易程度排列，选择一个你认为最简单的作为你的第一个目标，记住你的目标需要包含下面两个要素。

（1）做你回避过的事情（暴露疗法）；

（2）停止强迫仪式性动作（应对预防）。

"应对预防"是用于强迫症临床治疗的一个术语，它不是指你必须突然彻底地停止强迫性仪式动作。和暴露疗法里所有的工作一样，逐步接近这个目标才更有可能成功。刚开始时，你可以减少反复做仪式性动作的次数，或者增加暴露和开始进行仪式动作之间的时间间隔。请看下面的例子。

例子：强迫性洗手

减少一次洗手的次数，一直坚持到你习惯为止，然后再减少一次洗手的次数，等等。

或者，推迟一分钟洗手，推迟两分钟洗手，等等。

如果强迫症使你从事日常任务的速度很慢，试着设置时间期限——开始时时间期限设置得长一些，然后逐日减短。让别人演示如何在一个时间段完成任务会对你有所帮助，但是不要每一次都要让别人教你如何去做，一次足矣。

如果你患的强迫症需要你寻求安慰，你求助的人需要参与到你的暴露疗法任务里边来。但是务必要求他们减少给你提供安慰的次数。

 ## 以强迫思维为特征的强迫症

任何人都知道你不可能停止强迫思维。如果有人对你说："不要去想黄颜色带红点的汽车。"你的大脑里肯定马上就会出现这种汽车的图像。所以不要浪费精力努力使自己停止强迫思维。实际上，你应该想方设法减少进行强迫思维的时间或减少你必须进行强迫思维的次数。从下面的例子里你能发现抵制强迫思维的方法：

- 停止思维：说出或思考"停"这个字。
- 转换思维：故意去想别的事情——提前做好选择，选择令你愉悦的事情。

- 分心技巧：在后文中会有相关论述。

如果你认为这种技巧过多强调思维的重要性反而使情况变得更糟，那你可以想办法来减少思维的重要性：

- 使自己暴露在诱发强迫思维的诱发物面前，直到厌倦它。

- 夸大这种思维直到感觉荒谬为止。

- 训练让自己摆脱强迫思维——把它当做可以忽视的背景噪音而已。

当你忙于思考时（这叫做沉思）检查一下你的行为。你是否停下手中的工作陷入沉思？简单的任务或听收音机这类的分散注意力的事情也许能帮你走出来。或者每天留出固定的时间来沉思。

选择一种行为，训练自己把这种行为和摆脱强迫思维扯上关系——当你开始沉思时站起来或离开房间，这样简单的行为都是可以的。

如果你患的强迫症让你脑子里有挥之不去的意象，那么你可以通过装做给这些意象拍电影的方法来控制它——你可以减少让你担忧的意象的尺寸（例如狗屎）或者你可以放大意象边上的对你没有伤害的东西，例如一块草地等。

♡ 患者如是说

"猝不及防，有一个声音从天而降，大声吆喝'杀了他'——我变得非常急躁，一波又一波的惊慌席卷了我。

我什么话也说不出来。一有这种吓人的想法，我就变得极端恐惧，歇斯底里——我觉着自己失去了理智，还能有什么别的解释呢?"

——玛格丽特

"当时我必须跪在一座坟墓旁，双手在墓碑之间的泥土里搓来搓去——我已经知道这种疗法叫暴露疗法，就是说你和让你恐惧的东西直接接触。我以前向员工提到我害怕和死有关的一切东西，就在那个下午我直接面对了这个问题。那个下午的绝大部分时间我都能够控制自己的焦虑程度，回到医院后，没让我洗手，我感觉这样做起了一定的作用。"

——诺曼

24. 和帮手一起努力

在康复治疗期间寻求你信任的人的帮助是一个好主意——重返超市的暴露阶梯是一个典型的例子。当然帮手的帮助不是至关重要的，有很多人几乎没有寻求什么帮助也能完成康复工作。

如果你打算让别人帮你进行康复治疗，那么你和你的帮手都需要了解下面几点：

- 由你来控制康复过程。如果正尝试实现一个目标，你要向他们说明这个情况，并说清楚你希望他们怎么帮助你。你也可以决定当你想放弃这个目标时他们该如何表现。我们的建议是你要求他们能够心平气和地和你说话，问你能否继续走下去，如果实在不能，他们能够接受这个现实。

- 他们决不能欺骗你，因为你要完全相信他们。所以他们不能向你承诺只开短短的一段距离后，结果却开了很远的路程；不能把你从洗手间里哄出来后不允许你再进去。

- 你焦虑不安时他们需要保持冷静。如果你一感到痛苦他们就惊慌失措，这样没有任何帮助。

- 他们没必要了解焦虑的特点，只要他们能够接受你需要用特定的方式进行暴露疗法治疗就行了。
- 他们决不能轻视你遇到的困难。
- 他们必须能够给你足够的时间和关怀——以超市阶梯为例：在你需要帮助时，而你的帮手却要忙着买东西，这对你来说没有任何帮助。
- 你必须要明白你的帮手不是圣人——他们只能尽最大的努力帮助你。
- 在寻求帮助时不要感到内疚。当你的情况好转后，你可以回报他们的恩情。

在治疗惊恐和恐惧症的暴露疗法中提供帮助

开始进行暴露疗法治疗之前你要和帮手说明情况。向他们解释清楚你想实现什么样的目标，你希望他们能为你做什么。总体来说，他们的作用是让你在恐惧的情境中感觉安全一些。他们的陪伴会让你感到安全，此外他们还可以通过说一些话来帮助你。

- 对你进行基础训练——告诉你如何做一些动作，例如："慢慢往外呼气"。
- 让你安心——说一些简单的鼓励的话，例如："你能做到"或"慢慢来"。
- 让你分心——让你关注于恐惧之外的事情，提醒你外边的世界依然如故，例如："那个女孩的头发不错"或"我有没有告诉你我们打算粉刷一下厨房"。

- 关于展望——提醒你这种情况不会一直持续下去，例如："回家后我们要喝一杯茶"或"今晚千万不能错过《伦敦东区》这部电视剧"。
- 赞扬——在你实现目标后赞美你，分享你的喜悦，不管这个目标有多小。

　　向他们解释清楚你对他们的回复可能不够一致，这并没有什么关系。

在治疗强迫症的暴露疗法中提供帮助

　　即使到目前为止你还没有找别人帮你治疗焦虑症，那么当你接受暴露疗法治疗时完全可以寻求他们的帮助。向他们解释清楚你的目标是什么，他们该怎么帮助你。

停止仪式动作和强迫思维

　　你的帮手可以利用上面的技巧帮你治疗惊恐和恐惧症：

- 对你进行基础训练——提醒你需要做什么，例如："慢慢往外呼气"或"十分钟后你可以停止训练"。
- 让你安心——说一些简单的鼓励的话，例如："你能做到"。
- 让你分心——让你走出强迫意向，例如："你看到那天比赛的结果了"或"我必须要买一双新鞋子"等。
- 关于展望——提醒你这种情况不会一直持续下去，例

如："一会儿我们要喝一杯热饮料"或"今晚晚餐吃
比萨，我现在就迫不及待地想吃了"。

- 赞扬——在你实现目标后赞美你，分享你的喜悦，不
管这个目标有多小。

寻求安慰

如果你不停地需要帮手安慰你情况是正常的或你已
经做完了一些事情，你的帮手就需要掌握一种特殊技巧。
提前同意他们只回答一次，在你寻求安慰时他们会说：
"我们已经说好了我不会再说安慰的话了。"不管你说什
么，他们只回答一次，这样做是最好的。如果你很痛苦，
他们可以帮助你，但绝不能再对你说安慰的话。他们要
保持镇静，说话时语气要平静，这很重要。

患者如是说

"诱发我康复治疗的事件是有一次我突然必须乘飞机
去参加一个重要的家庭聚会。在此之前我已经适应了广
场恐惧症并因为它交了相关的朋友。我必须要旅行、要
乘坐飞机，这超出了我的舒适区，我变得异常焦虑。后
来在别人的帮助下，我成功地到达了那里。这件事之后，
我开始进行康复治疗。"

——朱莉

"你没有必要不停地要求得到别人的安慰。但是对你

的要求他们已经形成了给你提供安慰的习惯后，他们该怎么应对这种变化呢？这个问题可能是你想与他们探讨的问题之一，并要提醒他们一直给你提供安慰是没有什么特别帮助的。"

——诺曼

"最初时我和另外一位患者进行一对一的治疗，后来几个人一块出门，我们用互相说话来摆脱恐惧的心情。我开始在车库逛逛，然后慢慢地走得越来越远，一直到六个月后我可以去镇上了。现在我能够外出——我还是感到焦虑，但是我不再特别地害怕。"

——莎拉

"我接受了暴露疗法治疗。我咨询了医生，他安排了一名护理员每周带我外出两次，每一次持续三小时。我已经去过我以前没敢想过的地方——我去了老特拉福德球场，看到了慕尼黑纪念馆的花。"

——温蒂

25. 暴露疗法——应对技巧

开始进行暴露疗法治疗时，掌握一系列的技巧会对你有所帮助。虽然这些技巧能帮你应对挑战，但你要明白最终你要摆脱它们。它们和安全行为的作用很相似，用来帮助实现你的目标，一旦你能够实现目标你需要马上摆脱它们。

我们在这里介绍一些多年来别人使用的效果不错的技巧，但是只要适合你的技巧都是可以的。在使用这些技巧时，你需要注意下面两点。

（1）这些技巧不能具有迫害性（例如：通过喝酒来实现目标）。

（2）这些技巧不能使疾病火上浇油（例如：如果你有关于祈祷的强迫思维却偏偏祈祷）。

阅读下面的列表，挑出你感兴趣的技巧。如果你觉着惊恐会让你忘记这些技巧，你可以写在一张小卡片上随身携带。

♡ 你的身体

- 呼吸——如果你一直在训练缓慢平静的呼吸，现在你会受益匪浅，因为在进行暴露疗法治疗时你可以利用这种呼吸让自己保持平静。

- 一个纸袋子——遭受惊恐折磨的患者随身携带一个纸袋子会有所帮助（不要携带塑料袋子，不要太小也不要太大）。惊恐发作开始时，往袋子里呼气，然后再吸袋子里的空气。接连做几次。这样可以让你平静下来，因为你吸入的是从你身体里呼出的空气，而不是会带给你过多氧气的新鲜空气。把你的双手合起来，往里呼气再吸气有相似的效果。

- 锻炼身体——如果你一直坚持锻炼身体，你要提醒自己你的身体很棒，能够应对焦虑症。在惊恐让你的双腿打战时这种想法尤其有用——如果你很健康，你可以确信你的双腿不管抖得有多厉害都能够支撑你。

♡ 你的帮手

如果你的帮手已经阅读完前面的内容，他们就知道做什么可以帮你。此外，他们还可以提醒你使用应对技巧。

♥ 精神方面分散注意力的事情

- 数数——选择一样东西来数数——红颜色的汽车、路灯、戴帽子的人——以让你的大脑摆脱焦虑的心情。
- 进行四则运算——从 100 开始，倒着数 7 的倍数，或把一些数字相乘等。
- 背诵——默诵你最喜欢的诗歌、赞美诗或祈祷文。或者尝试背诵一首歌的歌词，并随着它的韵律踱步。

♥ 物质方面分散注意力的事情

携带能够让你分心的东西有助于你关注要实现的目标而不是焦虑症本身，等等。

- 有趣的东西：把一小块鹅卵石、一枚硬币或你的钥匙等有趣的东西放在兜里，你随时能够摸着它以此得到慰藉。
- 品尝携带的小吃：很多人发现嚼一块薄荷糖会有所帮助。

♥ 放　松

如果你一直坚持每天至少做一次放松练习，你会发现当你听到磁带或光碟上的录音时你的身心就会开始放松。你可以：

- 当你进行暴露疗法治疗时通过耳机收听录音。
- 重复播放录音上的你最喜欢的词组。
- 通过可视化录音想象你最喜欢的景象。

情　感

- 生气——令人吃惊的是，生气反而对一些人有好处。生气能够给你提供能量，你可以利用这些能量帮你度过艰难的暴露治疗期，沮丧的情绪导致了你自然而然地生气，这样的效果最好。不要故意让自己生气。
- 快乐——当你实现你的目标时想象一下你会感觉多么的快乐，或关注于你的成功将会给关心你的人带来多少欢乐。

思　维

想象着把你的焦虑思维投进切碎机里或把它们系到一个气球上让它们随风飘走。

计划一条逃跑路线

当你计划暴露疗法治疗时，也可以计划好在必要的情况下如何逃脱。焦虑症会引起很多尴尬的情况，很多患者害怕在大庭广众下出丑。所以提前计划好一个离开的理由是值得的。诸如拍拍自己的口袋或瞅瞅自己的包这种简单的动作向别人表明你忘了带什么东西，所以需要离开。

奖励机制

最后，为自己创造一个奖励机制。当你计划一个暴露疗法治疗期时，思考一下任务完成后该如何奖励自己。因为你需要每天进行暴露疗法治疗，所以绝大部分的奖励应该是不要太贵重的并容易得到的东西。有时你可以奖励自己稍为贵重些的礼物。渴望得到奖励会让你产生动力，提高你的生活质量。

和应对技巧一样，奖励可以是任何东西只要它们。

（1）不会对你产生伤害。

（2）不是你的焦虑症的一部分。

奖励也可以和你的暴露疗法治疗合二为一，这样你可以制定外出购买你最喜欢的杂志这样的任务，或利用停止做仪式动作节省出来的时间看电视。

这里有一些建议：

- 冲个令你放松的热水澡。
- 观看你最喜欢的电视节目或光碟。
- 吃一块奶油蛋糕或巧克力——是的，你可以偶尔不遵守饮食规则。
- 做一顿你最喜欢的饭。
- 读一本书或读一本你最喜欢的杂志。

- 给很少和你聊天的人打个电话。
- 如果你有一座花园，享受花园的美景。

♡ 患者如是说

"我的应对技巧是积极地自言自语，我认为如果你能忍受不适，你可以取得绝大部分的成功。"

——安德里亚

"就应对技巧而言，我在接受睡眠疗法时，学到了轻轻地抚摸一下你的右耳垂会提醒你保持冷静这种技巧，我深受吸引，但是我必须要说这种技巧从来没有对我起过作用。"

——安德鲁

"我最重要的应对技巧是呼吸和内视法。过去我常常揉挤一瓶水、一些冰块、柠檬、硬糖果或小硬球之类的东西来减轻压力。慢慢地我放弃了它们。柠檬是我最后放弃的东西，因为过去我的嘴很干（我吃的柠檬不带糖，所以我没有对糖上瘾）。"

——朱莉

"我主要的应对技巧是放松和冥思，它们能够停止我内心里喋喋不休的声音。"

——彭妮

"我的应对技巧是：控制我的呼吸，定期锻炼身体，听音乐（我戴上耳机，摒弃焦虑思维），参加社交活动和寻求朋友的帮助。"

——莎拉

"我的主要应对技巧是骑自行车——我总可以很快逃脱然后很快返回。"

——温蒂

26. 暴露疗法——你的第一个目标

　　读完这一部分你应该已经明白如何通过可操纵的小步骤进行暴露疗法治疗来改变焦虑症驱使的行为。你已经创建了你的远期目标和中期目标，已经把其中的一个细分为一系列的能重复的小步骤，就像梯子一样。

　　你已经明白康复在可控的范围内必须接受改变和面对风险。你还知道在进行暴露疗法治疗期间你需要感受到一定程度的焦虑，但焦虑程度又不能过高以免把自己压倒。

　　你也已经知道周围的人如何卷入到了你所患的焦虑症里，如何受到了焦虑症的影响，你也已经决定在进行暴露疗法治疗期间是否需要一位帮手。

　　用笔记本记录你的暴露疗法治疗任务，给你的焦虑症按从 0 到 10 的等级打分。

　　你已经学了一点关于健康呼吸的技巧。你了解了应对技巧，已经设定了奖励制度。利用下面的清单来确保你已经做好了所有的准备，然后开始进行暴露疗法治疗。

清　单

远期目标：

按由易到难的顺序排列的五个中期目标：

1.

2.

3.

4.

5.

通向最简单的中期目标的阶梯：

有无帮手：

应对技巧：

奖励制度：

朱莉接受的暴露疗法——治疗恐惧症

"我患有雷雨恐惧症，尤其害怕打雷的声音。这是在小时候经历了一次恐怖的经历后开始患上的。我能够去看住在法国的家人，但夏天我从来不去，因为他们住在山区，夏天的夜晚会下雷暴雨。我的家庭聚会总在夏天举行，而我只好无可奈何地错过。我在二月份开始进行治疗，准备七月份去法国。因为英格兰不大下雷暴雨，我就在'迈向自由第一步'那里要到了一盘雷暴雨磁带。"

"刚开始别说听了，看它一眼我都心惊胆战。播放磁带成了我要实现的目标。我尝试着想象自己能够平静地播放它，但有一段时间，这对我不起作用。我让我的导师在我听磁带时给我打电话。第一次我们在电话里聊了三个小时。刚开始他说了一些让我放松的话，然后我按下了播放键，把声音调到最低，开始播放录音，在此期间我的导师一直和我说话。慢慢地，我调大了声音。我越来越心烦意乱，尽管如此我还是把声音调得很大，打雷的声音就像真的一样——这诱发了强烈的惊恐发作，我们只好停了下来。我们一周训练三次，持续了三周直到我能够忍受最大音量的雷声并能坚持十分钟。"

"下一个阶段我要做的就是自己来听磁带，前提是我知道训练期间可以给我导师打电话。刚开始，我只能听三到四分钟，慢慢地，我能够听整整二十分钟。我把声音开得很大，我和他不得不大声说话，但我清楚我确实学会了适应这种情境。一个月后，即使不给朋友打电话我都可以听完整盘磁带。"

"下一个阶段是再创雷暴雨情境。我让三位朋友带着相机过来。我们把房间变黑，他们开启闪光灯照相而另一位朋友负责播放磁带，这样每一次闪光过后我就会听到雷鸣声。刚开始我必须给我的导师打电话来渡过难关——大约做了四次后我才应付得了。闪电并不像雷声那样让我感到害怕。"

"后来我们开始在下雨的夜晚进行训练，带着录音机、相机和我的手机。我们做了几次，后来不用打电话我也能应对得了这种情境。我每周重复做一次一直持续到七月份我去法国。幸运的是，在法国停留期间只下了一场小雷暴雨。"

安德鲁接受的暴露疗法
——治疗强迫症

"我的治疗师给了我一本笔记本，上面写上了很多标题：时间、日期、情境、仪式动作、事前的警觉程度、花费的时间或重复的次数、事后警觉程度和思维。"

"我做的其中的一个仪式动作是出门时，我总要检查是否锁好了门，如果真得锁上了我会感觉焦虑。数字 8 能给我带来安慰所以我总是检查八遍，我必须眼睛一眨不眨地数这么多遍。可是在我开始数数的几天里，情况变得更糟，我必须要检查六十四遍。我又去见了治疗师，我对于检查这么多遍感到愤怒，并把笔记本交给了她。但是在和我交谈期间，她的看法更有逻辑性。"

"两三个星期后，我发现次数减少了——我想在笔记本上如实记录情况，因为我并不想欺骗。就像我在演一场戏，我必须演好。同时我也尽力使我的思维积极些，这样我才能写下更积极的想法。"

"记录我的感觉难度很大，这又加重了我的焦虑程度。刚开始次数减少后，我不大敢承认自己有进步——如果你成功了，你还要冒着病情反复的风险，并感觉自己不配取得成功。"

"事情的转折点出现在我意识到治疗师对于我会取得进步有信心。我确实取得了不错的成绩，我还需要进步，但是绝大部分时间它不再是一个问题，我可以很舒服地享受自己的生活。"

27. 停滞不前和病情反复

当你制订康复计划时，你本来打算要控制自己的焦躁情绪，一步一个脚印地稳步前进。但是焦虑症的康复过程不会那么一帆风顺，你会遇到阳光明媚的日子，也会碰到狂风暴雨的日子——有时候看起来所有的事情你都能做到，有时候却没有一件事情会如你所愿。

每个人康复的速度不一样，节奏也不一样。也许刚开始你异常顺手，速度飞快，但是后来不得不慢慢停下来。也许刚开始时你发现自己无法进行康复因而感到绝望，但是突然间所有的事情做起来有条不紊。有些目标需要你花好几周才好不容易实现，而有的目标则一蹴而就。

不管你遇到什么与众不同的经历，毫无疑问你要明白在某一时刻你肯定会遇到困难，因此你不妨了解一下如何应对它们。

不管你做什么，都不要放弃。不要再让自己陷入令人绝望的黑洞。你已经开始努力康复，不管有多艰难，你都能想方设法让自己前行。

停滞不前

随着暴露疗法的进行，你已经取得了一些成功，但是随后你会到达看起来你再也无法前行的阶段。

病情反复

病情的反复更令人担忧，但几乎每一个人都会遇到这种情况。

想象你做过的其他的事情，你会发现反复是不可避免的——不管你是在试着弹钢琴、做蛋糕、使自己成为合格的人才或装配新厨房，你总能遇到感觉自己退步的阶段。

提前想到病情会反复并为此做好应对它的计划比想当然地认为康复过程将会一帆风顺要现实的多。如果这样做的话，你最好提前做好思想准备，更有信心相信自己一直在取得进步，即使有时你不得不倒退一两步。

如何应对停滞不前和病情反复

你可以尝试多种办法来克服停滞不前和反复。

稍作休息

你是否付出过多的努力而让自己感到疲惫不堪？是不是该停下来休息片刻？如果你猜测自己只是需要一些康复之外的时间，那么你务必要这么做。给自己一周的时间不去尝试任何新目标，利用这段时间重复以前已经实现的目标，通过健康饮食、充分休息和锻炼身体来照顾好自己。当你做好准备再次努力康复时，速度要放慢一些。

回顾你的日记

从头读一遍日记以此提醒自己已经取得了多少进步。可以肯定地说，你几乎已经忘了以前的情况有多糟糕，自己已经取得了多少进步。看一下关于你以前遇到的任何一个问题并如何解决的记录。读到遭遇病情反复的日记时，不要绝望。相反，你应该尽可能找出有可能导致病情反复的任何特殊情况。

向理解你的人倾诉

如果你是当地康复团体或电话团体的一员，你可以与团体中你遇到的一些人联系，向他们讲述你的困境。

或者通过热线电话向志愿者谈论你的困境。这些志愿者每周和上百人聊天，他们了解停滞不前和反复的情况，同时他们知道这两种情况都有办法解决。

重新评估你的目标

是不是你设的两个相邻的目标跨度太大，这是不是你停止不前的原因？你能不能在这两个目标之间再设一个目标？或者是一步跨得太大，而不是慢慢往前努力，因此你失去了立足之地而后退？

看看当前你正努力攀登的阶梯，考虑是否能用另外一种方式来攀登它。例如：由于和牙医的约会间隔比较长，一些牙医恐惧症患者无法取得进步。他们自愿给老人当司机——定期去诊疗室可以让他们在那里更放松。一些患者减少检查厨具的次数后病情出现了反复，他们设置了限制检查厨具所花的时间这个目标——后来他们能够重返最初的目标。

最重要的是，不要放弃。之所以出现停滞不前和反复的情况，有可能是暴露疗法已经带你走到了尽头，到了你要在认知方面做出努力的时候了。

患者如是说

"你应该认为病情反复是在表明你的情况正在好转，你可以从反复的过程中学到东西继续康复。毕竟，你以前渡过了难关，现在没有理由相信这次你再也无法迈过这个坎。"

———朱莉

"你的体能和智能不会因为焦虑症而受到损伤，你能够应对紧急情况。"

———玛格丽特

"我感觉自己生活在一个与众不同的世界里。当看到别人犯的错误和我一样时，我就感到很沮丧。"

———特蕾莎

第三部分

摆脱恶性循环

Free yourself
from Anxiety

28. 审判焦虑症

　　想象一幅有关中央刑事法庭的画面。请看，焦虑症在受审，法官带着假发坐在那里，公众坐席上坐着一群兴趣盎然的听众。你所患的焦虑症看起来是什么样子？是男还是女？是大还是小？是目中无人还是畏畏缩缩？是狂暴的恶霸还是邪恶的幽灵？

　　证人开始起诉焦虑症。

　　"焦虑症不让我参加我最好的朋友的婚礼。"

　　"焦虑症逼着我洗手一直洗到擦掉了皮。"

　　"焦虑症逼着我整天在沙发上躺着。"

　　"焦虑症让我无助和绝望。"

　　"焦虑症毁了我的生活。"

　　法官看起来很严肃。焦虑症会怎么辩解呢？

　　"法官大人，我做那些事情只是为他们的安全着想，他们希望自己安全，难道不是吗？是的，我确实让他们在家里待着，或只让他们在一个房间里待着；我确实阻止他们做各种事情，而只让他们做一些特殊的事情，但请想一下如果发生了可怕的事情该怎么办？如果结婚典礼变成了惊慌的噩梦，他们在举行婚礼的过程中跑出了教堂该如何是好？假如手上有细菌让他们生了病，这是不是手洗得不够干净惹的祸？如果你感到疲惫虚弱，难道沙发不是你最想待的地方吗？法官大人，我并没有毁掉他们的生活。人生之旅充满了危险、灾难和形形色色的可怕的事情，我只是尽我最大的能力确保他们安全而已。恕我直言，法官大人您看起来有点憔悴，您最好现在躺一会儿，如果正开着庭而你却晕倒了可不好玩。"

起诉方律师没有被焦虑症的花言巧语所迷惑。他（她）严厉地用手指着焦虑症。

"你是为了达到你恶毒的目的才做了这些事情的。你享受向无辜的人发号施令的权力。我要求陪审团宣告有罪裁决！"

患者如是说

"焦虑症，那个熟悉而又可怕的恶魔，一天到晚破坏我的神经，这让我想起过去的一切是多么的艰难。"

——朱莉

"电视上、收音机上或文章里一提到某人被蓄意谋杀或伤害就会让我陷入胡思乱想的噩梦。简单的像别人帮我系领带这样的事情总会引发我被勒死的幻想，恐慌顷刻间吞噬了我。"

——玛格丽特

29. 开始审判焦虑症

在这一部分，我们将要审判焦虑症。焦虑症是一种精神疾病，很难去诊察，而这正是认知工作所涉及的领域。

我们将要检查焦虑症在你脑子里如何运作，如何影响你的思维过程。花一些时间阅读这一部分，它包含很多理念，在你做相关练习之前，你将要熟悉这些理念。阅读本部分期间，一定要记住继续坚持第一部分里的生活方式的改变和第二部分里的暴露疗法治疗。

当你阅读到焦虑思维的每一种类型时，审视一下自己的思维过程来看一看自己有哪些思维。刚开始确实很难识别你的思维——有时仅仅一个单词或一个影像从脑子里一闪而过，你几乎没有注意到。也许你甚至没有把它们看做你的思想，相反的是，你可能把他们看成情感或生理感觉。

同时你也很难识别引发这种思想的外部诱发物。瞥一眼厨具可能引发检查煤气的想法，往饭店方向走去可能引发导致惊恐发作的想法，但是在正常情况下你可能首先注意到的是焦虑症引起的肾上腺激素的激增。

进行思维方面的工作

　　在笔记本上做一周的记录——一天做几次，审视你的思维并把它们记录下来。如果哪一天焦虑症特别严重，那你在做记录时会碰到额外的麻烦，但是在你拿起笔记本之前一定设法让自己平静下来。每一次记录你的思想时也需要记下当时的情况和你身心方面的情感强度。下面这个例子来自于一位蜘蛛强迫症患者。

　　情境：翻看杂志，看到了一只体型庞大的蜘蛛。

　　情感：恐惧感汹涌澎湃，感觉自己大汗淋漓，颤抖不已。

　　思维：是真的，不，不是真的，只是一张照片而已，但也有可能是真的，我们国家可能有这么大的蜘蛛，它们可能有毒。

　　这方面的工作做了一周后，回头看一下你的记录，审视每一次的想法，问问自己在多大程度上相信它的真实性并问问自己意识到这一点对自己有多重要。

　　审视：想想看，我认为我们并不能真的在这个国家找到这样的蜘蛛。我只是在杞人忧天。

　　当然只做一次可能摆脱不了焦虑症。下面的练习是针对你的思维设计的，你需要不停地重复这些练习直到你发现自己的思维发生了改变。

强迫症和思维

如果你患有强迫症，你可能发现自己花了大量的时间进行思考。但如果你按照我们建议的方法来应对你的思维，你就会对它有不同的认识。你不再相信它们，你将会意识到这些思维由焦虑症造成。所有的焦虑症都受到萦绕在你心头的思想的驱使，但是涉及强迫症，还要考虑到额外的元素，因为这些思维和信念有关，一般是和关于预防伤害的信念有关。有不同的方式来证明这一点，例如：

- 由于自己不够干净而让别人生病。
- 由于没有悉心照顾而发生了事故。
- 由于一时冲动而造成了伤害。
- 由于没有检查文件、标签等而出现了问题。

我们每个人时不时地都会产生这种想法。如果你正为客人做鸡，也许你会想着一定要小心以防食物中毒；或者如果小孩惹得你心烦意乱，你可能希望狠狠地给他们一巴掌。

研究表明我们绝大部分人虽然有这种思想但我们并不会感到不安或无法摆脱它——我们并不重视它。但强迫症患者有可能太看重这一类型的想法，把这种想法和可怕的后果混为一谈，例如："如果我没能从头到尾做鸡，那么人人都会食物中毒，这是我的错，他们可能需要去医院，甚至他们会死亡，我就会杀了人"或"我很可能会扇孩子一巴掌，如果我不小心，我会那样做的，如果我不看着自己，我真的有可能伤害到他们"。

如果你不由自主地这样去想，这就朝好像你真的做了坏事因此自己变成了一个坏人这种感觉迈进了一步。当你告诉自己你必须要抵消这种思想，阻止它带来有害影响——你可能产生另外一种类型的想法或做某种强迫性仪式动作来达到你的目的。第二个阶段就是这样发生的。

患者如是说

"我陷入错综复杂的焦虑罗网中。我感觉自己正失去理智，这是不同寻常的。这种想法在脑子里被一种最离奇的可能性渲染，我总是花好长时间反复思考接下来会发生什么。"

——玛格丽特

"我已经吃完早餐、午餐和茶点。
准备它们真的很痛苦。
我不相信这是真的，
为做一顿简单的饭需花这么长的时间。
已经花了我整整一天的时间，
来躲避这些可怕的思想。"

——诺曼

"几周里我写下了我所有的消极思想，录成一盘磁带，这样我就可以反复地听，并一个个地去挑战它们。"

——彭妮

30. 对焦虑症提出头两项指控

焦虑症被指控故意歪曲世界

焦虑症患者倾向于在强烈的恐慌和恐惧的情感之基础上胡思乱想。在第二部分你已经看到这种胡思乱想如何导致了逃跑、回避和做仪式性动作等各种焦虑行为。这些行为后面存在着焦虑思维和总把身体感觉想得特别糟的一种倾向，从而导致不做仪式性动作就会给别人带来伤害的想法和惊恐发作肯定就是心脏病发作的想法。

焦虑症通过三种方式助长了这一过程。

（1）它让你高估发生危险的可能性。

（2）它让你高估危险的程度。

（3）它让你低估自己应对危险的能力。

♡ 练 习

在笔记本上写下你所患的焦虑症对你产生了哪一种影响——可能是一种，也可能是三种都有。在进行暴露治疗时，你可以通过问自己下面三个问题来挑战你的焦虑症。

(1) 真的有任何危险吗？

(2) 它真的这么危险以致自己担忧不已？

(3) 我肯定应对得了它吗？

♡ 焦虑症被指控改变人的思维模式

焦虑性思维模式是一种维护焦虑症的方式，但就像焦虑行为一样，焦虑思维模式也可以得到改变。我们来看一下三种常见的思维模式：

审视或高度警戒

这是指你一直看着自己以发现令你害怕的身体感觉。你总是在寻找危险，你总是过分敏感，在危险并没有出现之前就察觉到了它。如果你患有恐惧症，你就会高度警惕令你你害怕的东西或情境将会出现的蛛丝马迹。如果你患有强迫症，你就会无休止地寻找需要清洗和检查的东西。

对恐惧的恐惧

焦虑症如此的令人厌烦和痛苦，以至于患者竭尽全能来躲避它。如果你曾经在拥挤的公交车里惊恐发作过，你就会把公交车和恐慌扯上联系，开始害怕乘坐已经拥挤的公交车。假如当你凭空想象停止做仪式性动作时，你就吓破了胆，那你就会特别害怕将来减少仪式性动作次数的想法。这时，你不仅害怕诱发焦虑症的诱发物，同样的你还害怕恐惧这种感觉，这就叫作对恐惧的恐惧。

自我应验的预言

焦虑症告诉你糟糕的事情即将发生，你瞧，它们发生了。但这是不可避免的吗？我们来看看下面的来自于社交恐惧症患者的例子。他们难为情地走进一个社交场所，从头到尾一直专注于自己的情感。也许他们感觉无法进行眼神接触，只好郁郁寡欢地躲在一边。他们的肢体语言在告诉别人他们希望不被人打扰，结果真的没有人打扰他们，然后他们回家了，深信没有一个人喜欢自己。

练 习

在笔记本上写下你的焦虑思维过程如何影响了你。

如果你正在审视自己，那么你可能会分心，不能专注于自己的日常生活。

对恐惧的恐惧会导致回避，这是维护恐慌、广泛性焦虑症和社交恐惧症的元凶。

自我实现的预言将会让你放弃康复的尝试，因为你认为世界上不存在让你值得尝试的事情。

只要你坚持进行生活方式的改变和坚持进行暴露治

疗，审视和对恐惧的恐惧这两种思维都会减弱。至于自我实现的预言，你可以设定包括冒着预言成真的风险的目标，因为你也冒着预言不会成真的这种风险。

♡ 患者如是说

"强迫症就像迷信思想，让你用一种荒诞无稽的方式去担心事情的结果。"

——安德鲁

"实际上，我并没有低估我对付焦虑症的能力，反而有时候我会高估它。"

——朱莉

"我一直处于高度警惕状态，观察着焦虑症——等待着接下来它还会玩什么鬼把戏。"

——玛格丽特

"现在我双脚的位置是否正确？

它关系到是引起还是避免了可怕的情境。

不要再那样想了，

这就像要去狮子的洞穴一样令我恐惧。

我必须要想别的，

这样我应该能摆脱恐惧。"

——诺曼

31. 焦虑症被指控扭曲人格

有很多方式来描述人的复杂的个性。内向还是外向？乐观还是悲观？有主见还是没主见？帮助你了解焦虑症的一种方式就是要把你的个性看做一些较小的个性组成的，而不是一个盛什锦糖果的盒子。也许当你工作时，你做事有条不紊，效率很高，但在家里时，你喜欢放松并富有爱心。或者在当地体育俱乐部你善于交际，但是一到高级餐厅却沉默寡言。

这些较小的个性叫做次个性，他们的重要性是一样的，共同构成了独一无二的你。在一个健康的人身上，这些次个性各司其职，互相平衡；但是如果你患上了焦虑症，下面描述的四个次个性里的一个或两个就有可能失控，开始处于支配地位。

担心

担心属于人类展望未来时在某事有可能发生的基础上做出决定的能力的一部分。例如：由于担心下雨你会带上一把雨伞。你也可以回顾过去——由于担心自己事情做得很糟，下一次你会更加努力。

但是，如果担心这种个性开始占支配地位，你就有可能开始认为有什么事情不对头了。你将会寻找麻烦。典型的担心思维是："如果……会怎样?"例如:"如果我晕倒该怎么办?""如果我手上有细菌该怎么办?""如果我的助手不再帮我该怎么办?"等等。

批评

能够批评自己是一项有用的技巧,它能帮你改进你的表现。如果我们身体里没有这位批评家,我们会变得多么自以为是和自鸣得意啊!

但是如果批评失去了控制,它将会让你过分关注于别人对你的看法。你总是以一种糟糕的方式来评价自己,并且你从这种评价方式中得不到任何好处。典型的批评思维是"我真笨",或"我真的好失败"。

受害

受害是一个不折不扣的否定词。有时我们会遭遇并不是我们的错误造成的不幸。识别我们什么时候受害有助于应对糟糕的经历,并在经历这件事之后提醒我们要鼓励自己。

这听起来不错,但是如果你的脑子里一天到晚想着受害,它就对你没有什么帮助。你会感到无助和绝望,无法为自己承担责任或主宰自己的生活。典型的受害思维是"我做不了"、"做这件事有什么意义"、"有什么用?"等。

追求完美

渴望提高自己是人类前进过程中的基石,有时候渴求完美这种倾向会让我们实现我们不敢想象的愿望。

但是,和批评一样,占有支配地位的完美主义会告诉你,你永远都不够完美。

你的自我价值感依赖于你的成就、地位或只是简单地被别人喜欢，但是你永远感觉不到自己会在上面的任意一项上做得足够好。完美主义思维倾向于命令，例如"我一定要做得更好"、"我应该这样做"、"我应该那样做"等。

练　习

仔细阅读上面的四种个性并判断哪一种个性助长了焦虑症的嚣张气焰。列出你的焦虑的次个性向你抛过来的所有的想法。判断哪一种想法最为严重，并利用下面的例子启动让它恢复原状的过程。

反驳这四种个性的方法

对付焦虑的次个性不断地抛给你的消极思想的办法是把球扔回去。这叫做反驳。浏览一下你的一系列想法，并给每一种想法设计出一个答案。这里是一些关于想法和反驳的例子：

担心

如果我出了洋相怎么办？那又怎样？如果这样能帮我变得好一些，即使出了洋相我也能应对的了。

如果心脏病发作怎么办？所有的检查都是阴性的，我确实需要进行暴露治疗。

批评

我是一个没用的妈妈（爸爸）。我是最好的妈妈（爸爸)。

别人不会介入我这种乱七八糟的情况。他们肯定愿意这么做——他们不仅仅是为了我才提供热线电话服务的。

我不擅长做任何事。我擅长做我自己，这正是我所需要的。

受害

都是父母的错。我已经成年了，我应该承担责任。

尝试又有什么意义呢，我永远都不会变好的。如果我不去尝试，我永远都不知道自己能不能变好。

我将永远找不到爱我的人。我要从自爱开始。

追求完美

到目前为止我应该已经完成了这件事的。谁说的？你愿意用多长时间就用多长时间。

我不应该寻求关于孩子问题的帮助。女强人只是一个传说，我是人。

我应该自己处理这个问题。寻求别人的帮助不是不可以的。

你可以看到，这些反驳言论都是肯定句。如果反驳都用这种方式表达，那么你的大脑更容易接受它们，因此不要用否定句，例如：当反驳"我是一个无用的家长"时，不要说"我并不是一个无用的家长"——"无用的家长"这个词依然困扰着你，所以你要赶走它们，大胆地说"我是尽我所能的最好的家长"。

在与"应该"语句做斗争时，试着对自己更有礼貌一些——好像你正在和另外一个人说话一样。不要说"我应该……"，试着说"如果……就太好了"。在使用反驳时，一种思想只反击一次，接着往前进行，而不能深陷于对一种思想的反击中不能自拔。

♡ 患者如是说

"我主要喜欢批评自己，我还有点爱担心和追求完美。我从来没有有意识地改变这些个性。"

——安德里亚

"我不批评自己，不爱想使自己受害的事情，也不追求完美，但是我爱担心。"

——安德鲁

"可以说我爱担心，主要是担心我的工作问题，我还有点爱批评自己。"

——布里奇特

"我爱担心和追求完美，爱追求完美比较严重。"

——朱莉

"我主要是爱担心。哎，这些令人讨厌的'如果……该怎么办'。"

——彭妮

"我不爱担心，我性子比较慢。我爱批评，爱嘲讽自己。过去我是一位受害者，但现在我不再叫自己受害者了。我现在是一位幸存者，还有点追求完美主义。"

——莎拉

"我是一位受害者，我过去的绝大部分时间里爸爸都在虐待我。我是收养的，他总是说因为我是收养的，所以即使我告诉别人受虐待的情况他们也不会相信。"

——温蒂

32. 焦虑症被指控带来极端思维

每一个次个性都有自己扭曲的思想（或认知扭曲）。除此之外，焦虑症还会造成其他的思维习惯，所以审判需要继续进行。

如果你回想一下患焦虑症之前的时光，你会发现自己的思维现在已经发生了很大的变化。即使你在过去一直担心忧虑，也不会比现在担心忧虑的多。你的思想也不会像现在这样升级为极端思维。极端思维是焦虑症耍的一个诡计，有四种形式：

高估糟糕的结果

当你展望未来，你会认为你做的每一件事情都会产生一个消极的结果。如果你对暴露疗法有这种想法，你将预料到每一个目标都会以失败而告终。即使你成功了，你也会认为只是瞎猫碰到死老鼠，或昙花一现。典型的想法是：

"我会感到恐慌，丢人现眼。"

"在班里只有我自己会考试不及格。"

"如果我得不到这份工作，过了这个村就再也没有这个店了。"

深信在劫难逃

就像你所预料的，它是指你到处看到的都是灾难的结果。在你心里，这种被高估的糟糕结果总是绝对的最糟糕的结果，即使你并不确定它是什么。

典型的灾难思维是：

"如果我恐慌的话，一切都完蛋了。"

"如果万一出了差错，我就活不下去了。"

"他们再也不会和我说话了。"

不切实际的幻想

即使焦虑症让你受到了受限制的生活的束缚时，也许你对自己还是拥有不切实际的幻想。例如：一位整天待在家里的患者打算第一次出门，他会给自己找一个难度特别大的挑战，通常建立在对其他难度较小的挑战不屑一顾的认知基础上的。典型的不切实际的思想是：

"这件事我应该能够做得了。"

"对于那些小步骤我才不屑一顾呢。"

要么全有要么全无的思维

这是指用非对即错的方式来看待世界——事情非对即错，非好即坏，中间没有过渡。典型的要么全有要么全无的思维如下：

"我必须要做到全对，否则我就失败了。"

"我做错了一件事情，把一切都搞砸了。"

 ## 反驳极端思维的方法

你可以看到这四种思维类型有很多重合的地方，你有可能发现自己的极端思维不止有一种。列出你的极端思维，并制定出反驳它们的方案。这里有一些例子：

高估糟糕的结果

"在班里只有我自己会考试不及格。"这又有什么？重要的是我参加考试，尽自己最大的努力答题。

深信劫数难逃

"万一出了差错，我就活不下去了。"不对，我能活下来。只不过有点难堪而已，我可以应付得了。

不切实际的幻想

"这件事我应该能够做得了。"我只需尝试一下，这就足够了。

要么全有要么全无的思维

"我做错了一件事情，把一切都搞砸了。"其他的不都好好的吗？所以我做得还不错。

如果你已为人之父（母）或和孩子们相处过，也许你会意识到这种心理。在某些方面，焦虑症确实重新把我们带回到了童年时代：我们感觉世界如此之大、令人害怕，黑暗的地方藏着妖魔鬼怪。不要否认这种想法或因这种想法而感到羞愧——你需要做的就是要通过反驳话语来帮助自己摆脱这种极端思维。

患者如是说

"我是否高估了坏事发生的可能性？是的。这正是我所患的焦虑症的症结所在。最近我在风险评估和风险发生可能性的判断上好多了。我的确深信自己在劫难逃，但我认为我没有其他方面的消极思维模式。我是否用

'应该'这种句子？我不清楚自己用不用，但也许我在下意识地使用。"

——安德鲁

"基本上我的心态并不消极，但有时我会高估坏事发生的可能性。我也确实对自己用'应该'这种句子。"

——布里奇特

"我的确高估坏事发生的可能性，深信自己劫数难逃——它们对我来说就是两个恶魔。"

——彭妮

"我的确经常高估坏事发生的可能性。我深信自己在劫难逃，低估自己做事的能力，还总是过滤掉积极的思维。"

——莎拉

"过去我常常深信自己在劫难逃，但现在我不再这样想了。我已经尝试过改变我的心态。我的父母和哥哥都去世了，现在我会这么想：'我自由了，可以为所欲为了。'"

——温蒂

33. 焦虑症被指控带来选择性注意力

世界很复杂，我们过着喜怒哀乐的生活，我们的世界观时刻不停地在发生改变的这种倾向一直存在着。如果下班后你很疲惫地回到家里，却发现冰箱里没有吃的，你有可能整个晚上感到沮丧、思想非常消极——这时你的电话响了，是你的一个朋友打来的，告诉你他正在来你家的路上，拿来比萨饼要与你分享，听了这些话，你有可能一瞬间转悲为喜。在这两种情况下，你的注意力是有选择性的——或者专注于消极的或者专注于积极的。有一些焦虑症患者有可能陷入下面的一种或多种消极的选择性注意力中。

一概而论

一概而论是指你认为一次糟糕的经历将会导致其他糟糕的经历——正是这样让你患上了恐惧症，在一种特定的情境中遭遇了一次糟糕的经历后，你会认为将来同样的事情会一而再再而三地发生。一概而论通常包括"永不"、"总是"和"每一次"这样的词，典型的例子如下：

"我永远都不能实现这个目标。"

"我总是在挣扎。"

过滤

过滤是指选择一次经历的一个方面并专注于它。当然对于焦虑症患者而言，是指过滤掉积极的方面而专注于消极的方面。这点很像要么全有要么全无的思维方式，患者把注意力全部集中在一件糟糕的事情上而忽略了其他所有的好事情。典型的过滤思维如下所示：

"驾驶课我学得一团糟，我将永远通不过考试。"

"昨天我的情况很糟糕，我永远都不会好起来了。"

忽视积极的东西

忽视积极的东西总是和过滤思维相伴，这种思维的主导词汇就是"但是"。不管有多少好事情发生在你身旁，但你总是用"但是"把它们推开，依旧关注于坏事情。典型的思维如下所示：

"昨天上午我减少了检查次数，但是下午我感觉还是和以前一样糟。"

"很多焦虑症患者恢复了健康，但我肯定是个例外。"

夸张

这种选择性注意力往往夸大坏事情低估好事情，因此它是过滤和忽视积极的东西这两种思维的结合体。典型的思维如下所示：

"周二我遭受了最可怕的惊恐发作，即使周三和周四我好好的，可我还是忘不了它。"

"我患的焦虑症属于最严重的一种，到现在为止我取得的进步没有什么意义。"

反驳选择性注意力的方法

消极的选择性思维是指你对自己的成功轻描淡写而对自己的失败却夸大其词。你或者忽视证据或者曲解证据——但是，现在焦虑症正在接受审判，你需要对证据采取客观的态度。

找出应对上面的思维的反驳言论是一个说服你客观接受证据的过程。

一概而论

"我总是在挣扎。"如果四处瞧瞧，我会发现别人也有困难。

过滤

"昨天我情况很糟糕，我永远都不会好起来了。"浏览一下以前的笔记，看看自己以前享受过多少美好的日子，这些美好的日子同样的重要。

忽视积极的东西

"昨天上午我减少了检查次数，但是下午我感觉还是和以前一样糟。"昨天上午我感觉很不错，这证明我能够做到这一点。

夸张

"我患的焦虑症属于最严重的一种，到现在为止我取得的进步没有什么意义。"即使微不足道的进步也会有意义，甚至试着尝试一下对康复都会有作用，不管有多严重的焦虑症都会好转。

患者如是说

"我的思维模式的确比较消极，但我正在治疗它。我使用积极的自我对话和肯定。"

——安德里亚

"过去我经常进行消极的思考，例如：深信自己在劫难逃、由于一次糟糕的经历就一概而论和使用'应该'句子，但是目前我正努力让自己停止这种思维。"

——朱莉

"我确实由于一次糟糕的经历就会一概而论，但我认为这是一种潜意识的思维。"

——彭妮

"我确实由于一次糟糕的经历就会一概而论。第一次驾照考试我没有通过。考官对我很粗鲁，摧毁了我的自信心。"

——莎拉

34. 对焦虑症最后的指控

焦虑症被指控扭曲你的直觉

没有一个人能够确定直觉是如何运作的，直觉思维好像从天而降，看起来强大无比。你的大脑一直在较深的层次上忙碌，所以你意识不到直觉思维过程，但它确确实实存在着。焦虑症不但给其他的思维造成影响，它也会给直觉思维造成影响。

主要有两种扭曲的直觉：

情感推理

情感推理是指利用你的情感来做出判断或做出决定。有时这样做是完全合适的，例如在人际关系领域。但是有许多焦虑症患者不能够恰当地使用情感推理，他们往往依赖自己的情感来引导自己。这种典型的思维如下所示：

"今天我不打算进行暴露治疗，因为我不愿意做。"

"我感觉自己没用，这意味着我真的没用。"

草率做出结论

这是指做出有关别人的决定——他们说的那句话什么意思，他们为什么做那件事，当他们瞥了我一眼时在想什么，等等。焦虑症肯定总让你想到最坏的方面，但事实上你有可能是正确的也有可能是错误的。这种典型的思维如下所示：

"她没理我，她肯定讨厌我。"

"他正盯着我，我肯定正在做奇怪的事情。"

如果你认识的人从你身旁经过却没有理你，受焦虑症影响的直觉就会让你认为他们因为某种原因正生你的气。实际上，他们有可能只是没有看到你，或者正沉浸在他们自己的思考或焦虑中。当陌生人盯着你看时，你不可能知道他们在想什么——他们或许在想"多么古怪的一个人"（这种情况下，肯定是他们的问题，而不是你的问题），但同样有可能他们这么想"他在哪买的这种夹克"。

焦虑症被指控让你自责

这是对焦虑症的最后一项指控。焦虑症让你认为一切都是你的错，这种想法毫无疑问地让你感觉很糟。

和自己联系起来

一位中年妇女带着她的老父亲去看牙医。接待员对她的父亲说："带你来的是你的妹妹吧?"这位妇女伤了自尊，回家后哭得特别伤心。但她为什么没有去想可能是自己的父亲看起来很年轻，而不是自己看起来老造成的呢？实际上，她不知道的是那位接待员把她的眼镜摔坏了，因为没眼镜可戴正挣扎着度过那一天呢。上边的例子叫做"和自己联系起来"——像"草率做出决定"一样，你有可能对也有可能错。

责备自己

你是否认为对你最亲近的人身上发生的所有的事情都要负责任？你是否防备所有的有可能发生的不测事件来确保他们平平安安？当事情出现差错时或他们不高兴时，你是否责备自己？你是否认为患上焦虑症是自己的错？

辱骂自己

我们所有人时不时地会用"傻瓜"、"白痴"或一些低俗的词汇来骂自己，但是焦虑症会让你对自己异常的严厉，你会不停地辱骂自己：我真笨，我真懒，我真健忘，等等。

很明显，这种思维和完美主义、批判主义有关。

愿望思维

愿望思维是指你不断地拿自己和别人做比较，认为如果自己和别人更像一些，自己就会摆脱焦虑症的束缚。不管你是希望自己变得更好看、更聪明、更年轻、更健康还是更苗条，这都归结为对自己不满意的愿望思维。

反驳被扭曲的直觉和自责的方法

被扭曲的直觉和自责都是关于你和世界、和别人的关系的。你自己的反应对自己异常重要，但是过分关注自己的反应会让你丧失用来审时度势的其他途径。这里有些用来反驳这种思维倾向的例子：

情感推理

询问自己："我的这些情感合适吗？它们是否相关？"

草率做出结论

想一下这种情况是否可能还有别的解释。对于别人做出这种行为的原因，你的判断也许是错的，你要接受这种想法。

和自己联系起来

再一次看看当时的情境，看看是否有别的和你无关的解释。

责备自己

感觉自己负有责任是最难摆脱的一种思维，对一部分人来说，它就是他们的本质所在。

如果从别人的角度来看待这个问题可能会有所帮助——也许他们并不希望你把一切事情都为他们安排得妥妥帖帖的。如果他们能够为自己的生活负责的话，他们可能会更高兴。

辱骂自己

列出你最常用的辱骂自己的词汇，并下定决心不再使用它们。

愿望思维

你用的谁的标准来评价自己？你要学会热爱自己、尊重自己。用"我这个样子就很好"来反驳"如果……就好了"这种想法。

患者如是说

"……这些把自己贬得一文不值，认为自己是别人负担的人，请不要相信这些无聊的想法。"

——玛格丽特

"我有情感推理思维，并且使用'我该……'句型。"

——莎拉

"过去我确实会由于一次糟糕的经历而一概而论，过滤积极的东西，有情感推理思维，并且使用'我该……'句型——但现在不同了。之前我并没有付出努力来停止这种思维，它还是自然而然地发生着。60岁时突然什么事情都要依靠自己，这改变了我自己。"

——温蒂

35. 另外一种途径——逻辑辩论

审判结束了，陪审团正在考虑裁决结果，与此同时，我们来看一下影响你的思维过程的另外一种途径。

苏格拉底诞生于将近 2500 年前，创建了一种今天依然在使用的提问方式。他常常鼓励他的学生用一种严格而又严谨的方式来怀疑一切，目的是培养他们独立思考的能力，而不是接受他们一上来就形成的想法或相信别人告诉他们的想法。我们绝大部分人不会自然而然地想起这种方法，但它却是能把焦虑思维暴露在聚光灯下的一种有效手段。你可以把它当做真理测验题。

这里是一些询问自己的问题：

事实是什么？

有什么证据证明这种想法是真的？

在过去这是真的吗？

这件事发生的可能性有多大？或这件事的真实性有多大？

有可能发生的最糟糕的事情是什么？

为什么它是最糟糕的事情，为什么它是坏事？

如果最糟糕的事情发生的话，我要怎么应对？

我是否看到了事情的全局？

我的看法是否客观？

一个苏格拉底式提问的例子

有一些患者害怕在家长会上惊恐发作，这里是一个针对这种情况的苏格拉底式提问的例子。

事实是什么？周二晚上我要和老师见十分钟的面，但是因为害怕惊恐发作我不能去。

有什么证据证明这种想法是真的？上周和牙医见面时惊恐发作了，前几天我在学校门口等人时也发作了。

这样的事情在过去发生过吗？上一次的家长会上，惊恐差一点发作，我找了个借口及时离开了。在那次家长会之前我没有过惊恐发作，不过那时我还没有患上焦虑症。

这件事发生的可能性有多大？或这件事的真实性有多大？我认为惊恐发作的可能性非常大。

有可能发生的最糟糕的事情是什么？如果我惊恐发作，恰巧老师看到了，他们会认为我这个家长不好，很愚蠢。

为什么它是最糟糕的事情，为什么它是坏事？我并不知道它为什么是最糟糕的事情，我感觉它是。

如果最糟糕的事情发生的话，我要怎么应对？我会跑出学校，我会感觉自己很愚蠢，让自己丢了脸。

我是否看到了事情的全局？我没有，我光专注于自己和害怕惊恐发作这件事了。

我的看法是否客观？不是，可能不是。

你可以看到随着提问的继续进行，争论中的缺陷随之出现。如果老师看到心烦意乱的家长最糟糕的事情真的会发生在这位家长身上吗？很明显，肯定不是，实际上还有很多比这还要糟糕的事情会发生的，因此对下一个问题做出"我不知道它为什么是最糟糕的事情"的回答后，这些人会承认他们并没有考虑事情的全局或他们的观点不是那么的客观。

一旦你承认了这一点，你可以重新评估你的回答。把"我会惊恐发作"变成"我可能会惊恐发作"，"概率比较高"变成"概率低于 100％"，"我感觉丢脸"变成"我会想出一种办法来应对它"等。

更多的询问自己的话题

苏格拉底式提问可以适用于所有类型的焦虑思维。除此之外，你还可以问自己更多的问题以使自己变得更客观，例如：

还有没有别的方法来看待这个问题？

如果我认识的人有这种思维，我会对他们说什么？

有没有另外一种方法来处理这件事情？

害怕惊恐发作的家长可能会这样回答：

还有没有别的方法来看待这个问题？我想我可以告诉自己：就十分钟，去试一下吧。我可以向老师说明我患焦虑症的情况，也许他们会理解的。

如果我认识的人有这种思维，我会对他们说什么？

我会告诉他们对自己不要太严厉。我会告诉他们我们大家时不时地都会遇到问题，我还会告诉他们不要担心老师的反应，老师们很坚强不会被轻易吓到的。

有没有另外一种方法来处理这件事情？我可以把它看做我要实现的一个目标。

苏格拉底式争论和强迫症

使用苏格拉底式提问技巧可以非常有效地打破强迫症引起的不合逻辑的思考。这里有一个针对害怕失去控制会对别人造成伤害的患者的例子。

事实是什么？我不能开车，因为我确信如果我开车的话，肯定会有交通事故发生，我必须再回头检查开车的路线。

有什么证据来证明这件事会发生？驾照考试我曾经两次没有通过，我曾经开车撞到门柱上，车刷了几下。

这种事在过去发生过吗？有一次有一个人的车撞到了我的车后面。她说是我的错。

这件事发生的可能性有多大？或这件事的真实性有多大？我不知道，任何时候都会有交通事故的发生。

有可能发生的最糟糕的事情是什么？我会造成交通事故的发生，会造成人员死亡。

为什么它是最糟糕的事情，为什么它是坏事？这是我的错造成的，所以它是最糟糕的事情。我不能容忍这件事的发生。

如果最糟糕的事情发生的话，我要怎么应对？我会发疯的。

我是否看到了事情的全局？没有，我明白其实绝大部分人不会发生交通事故，但是我并不知道别人是如何不去担心它的。

我的看法是否客观？我认为不是。患上强迫症之前我已经有十年驾龄了，后来由于强迫症的原因我只好放弃了。

是不是还有别的原因来解释我的这种想法？我一坐到自己的车里就开始焦虑，然后开始产生这种想法。

有可能发生的最糟糕的事情是什么？我会感到非常焦虑，但不过如此。

这些想法又一次没经受仔细的询问。并没有证据来证明这个人开车不安全，也没有什么客观的原因让他放弃开车。

焦虑症引起的这些想法不会因为苏格拉底式提问而奇迹般地治好，但是一旦患者接受可能有另外一种解释——也就是，这些想法由焦虑症引起——那么下面介绍的方法可以检验出这种解释的真实性，最终的目的是让患者逐步摆脱这些想法。

36. 判　决

　　陪审团回来了，毫无疑问他们判决焦虑症有罪。判决的细节因人而异，因为焦虑症对待每一个人的方式是不同的。焦虑症有可能是一个恶霸、一个恶魔、一个权威人物或一位虚伪的朋友。只有你才能决定你所患的焦虑症有什么罪过。

　　你在法庭已经待了一段时间，在此期间你研究焦虑症，并聆听它如何对你说话。你是否已经识别有关它的一些事情？经常地，当大家被要求倾听自己焦虑的思想时，他们会意识到这种声音根本不属于他们——它是来自于他们童年时代的大人的声音，对他们不停地唠叨、不停地威胁或压制。也许这种声音是来自于他们所爱的人，例如他们的父母或爷爷奶奶，但是他们所爱的人却用一种消极的方式进行爱的表达。

　　如果你能这样识别它，你就可以利用这种知识把它作为你康复的一部分。你可以告诉这个唠叨的老太婆或恶霸安静些，实际上，你可以告诉它们让它们彻底地离开你的大脑。如果这个声音来自于你所爱的人，你可以向他们解释你再也不需要他们的消极评论。

如果你不能识别这种声音，那么你可以用适合你的方式来描绘它的特征——叫它恶霸、飞扬跋扈的坏蛋什么的，这样你就可以和它对话，告诉它要安静下来。

改变你的焦虑思维

你该制订下一个阶段的康复计划了，目标是改变你的焦虑思维。

回头翻看一下你的日记，挑出你容易出现的焦虑思维的类型。这里是一张提示单。

- 高估危险出现的概率
- 高估危险的程度
- 低估你应对危险的能力
- 审视
- 对恐惧的恐惧
- 自我应验预言
- 担心
- 批评
- 完美主义
- 高估坏结果
- 在劫难逃
- 不切实际的幻想
- 全有或全无的想法
- 一概而论

- 过滤

- 忽视积极的东西

- 夸张

- 情感推理

- 草率做出结论

- 认为和自己有关

- 自责

- 辱骂自己

- 愿望思维

 ## 清单——认知工作需要的应对技巧

  暴露疗法里的应对技巧是用来帮你控制焦虑症从而实现自己的目标的。当你努力改变自己的思维过程时，你需要一些应对技巧来培养摆脱焦虑思维的信心。这里有一些技巧。

- 列出你的长处和优良品质。不要列出任何消极的东西。

- 告诉自己你自认为的自身的弱点和缺陷是正常的。记住人无完人，金无足赤。

- 记住你和你的行为是两码事。即使你确实做错了事，它也不能让你成为坏人。

- 理解你所患的焦虑症。知识就是力量，既然你已经知道焦虑引起的身体症状，那你就知道这些症状来自于哪里，为什么出现这些症状，你就没必要为此而惊慌失措了。

- 同情自己。不要责备自己，要告诉自己是因为有充分的理由才导致自己产生了焦虑思维。

患者如是说

"我有一份消极思想的清单，每天我都要读。我不允许消极的思想阻止我做事。"

——安德里亚

"我尽量把自己消极的思想转变成积极的思想，我使用自我肯定法。我是爱迈·库尔的粉丝，喜欢他的'每一天、每一件事，我都会更好'那句名言。我最喜欢的一句名言是'不管生活向我抛过来什么，我都会漂亮地应付'。"

——安德鲁

"当我感觉自己消极时，我会进行积极的自我对话，我经常对自己用的一句口头禅是'我并不需要消极思想'。"

——朱莉

"我设计了一个想象的橱柜，我会把我的焦虑放进去并锁好橱柜门。如果我能全神贯注于我正在做的事情，我就不再感到焦虑，效果还是相当不错的。"

——玛格丽特

"我努力通过不断的自我对话来改变自己的心态。"

——彭妮

"为了停止高估坏事发生的可能性这种思维，我进行积极思考。至于在劫难逃，我现在持随遇而安的态度，我告诉自己该来的还是要来的。事实上发生的事情并不像我想象的那么糟糕，所以我正学着不再预料最糟糕的事情将会发生。至于低估自己应对的能力，我不会让这种想法阻止我尝试我要做的事情。我正学习从别人那里接受积极的反馈，正在解决情感推理问题。"

——莎拉

"我意识到有一个自己要实现的目标的重要性。"

——杜丽莎

"我告诉焦虑症那个恶棍我要出去，但绝不会让它跟随着我。"

——温蒂

37. 改变思维的其他技巧

我们已经告诉了你如何针对你的消极思想创建反击言论，以及如何使用苏格拉底式辩论术。这里还有一些你可以使用的其他技巧，你应该选择你最喜欢的技巧。

挑战你的思维

告诉自己："你没有必要接受这种想法。"

使用自我肯定

这是指每天你一遍遍地告诉自己的话。最初的重要的自我肯定名言是"每一天、每一件事，我都会更好"。照着镜子并重复这样的话也许让你感觉很傻，但我们要告诉你的是这样做管用，事实上确实管用。

换一种更好的角度

不要用非对即错的眼光来看待问题（成功或失败，愚蠢或能干，伟大或可怕），而要学会重视介于两个极端之间的看法。例如，为了改变全有或全无这种思维，你要写下这两个极端，然后在这两者之间画上一条线。判断一下自己在这条线的哪个位置，并告诉自己你所在的位置完全没有什么问题。

分析一下利与弊

这是指分析一件事情带来的利与弊。问问自己："这种消极思维如何帮助了我？"

"它怎样伤害了我？"如果伤害大于帮助，那你就需要摆脱这种思想。记住，它只是一种思想而已。

放松

如果消极思维开始急剧增加时，利用呼吸和放松技巧使自己平静下来。

当你用新的方式自言自语，创立反击话语、挑战消极思维或进行自我肯定时，请记住下面的指南：

- 使用第一人称——用"我"这个字。
- 使用现在时——说"我现在可以做"，而不要说"我将来做"。
- 使用积极的言论——说"我可以做"，而不要说"我不会被打败的"。
- 找一些你信任的东西，不要使用空洞的词。
- 不要和自己辩论。

测试你的认知工作

现在你要在真实的情境下测试你学到的新知识。我们建议你从暴露疗法列表中选择一个你已经能够驾驭的目标，重复几次，目的只是是测试你的新思维。如果你患有强迫症，请阅读下面的例子。

看一下第 37 章里的清单，选择三种你准备应对的消极思维。针对每一种类型，写下给你提供支持的简短言论。这里有一些例子：

低估自己的应对能力：即使我感到惊慌失措时，我也能够应付得了。

完美主义：即使做错也没什么关系，我可以从中接受教训。

自责：我可以摆脱自己要负责任的这种感觉。

把这些话写在随身携带的小卡片上随时提醒自己，这样效果会更好。

现在重复实现你的目标——因为以前你在你的身体焦虑降低之前就已经实现过这个目标，所以这一次你能够注意自己的思维。请按照下面的程序进行：

- 朝目标开始努力。
- 发现自己在进行消极思维。
- 停顿一会儿，问问你是否愿意这样对待自己？
- 放松。
- 使用上边列出的其中的一个技巧。
- 心里重复支持性的话语。
- 继续努力实现这个目标。

随着训练，你就能够越来越迅速地捕捉到消极思维，然后中断这种思维。

认知工作和强迫症

请问自己一个问题：我的仪式性动作果真管用还是只是受到焦虑症的驱使才去做的？

面对这种可能性也许你会感到不自在，毕竟你已经花了大量的时间进行仪式性动作。你是否真的想知道做这种仪式性动作毫无意义？当然，并不是一点意义都没有，只是你没有抓住要领——一味地专注于强迫思维而不是应对焦虑症。如果你能理解做仪式性动作并不能起作用，你就可以腾出一些精力应对焦虑症。

我们客观地看待一下这种情况：

有两种方式来看待你的思维。一方面，可能真的有某种危险，你可以通过做仪式性动作来避免它。另一方面，是你的焦虑让你产生了这种想法，这种仪式性动作对现实生活中发生的事情没有什么帮助。

下一步是在真实的情境中测验这些理论。首先做一份你做仪式性动作的全天记录。列出你认为通过做仪式性动作你能保护的人，再列出那一天他们身上发生的不幸的事情。这份记录能给你提供比较的基础。

测试应对强迫症的认知工作

接下来，选择一种你认为真实但又可以驾驭的风险。例如，做清洁强迫性仪式动作患者可以选择不再打扫客厅，依旧坚持打扫厨房和洗手间，因为这两个房间引起传染的可能性最大。在笔记本上写下你想做的事情，以及针对这两种理论你期待的结果。

例子：

测验：我一天不打扫客厅。

A 理论预测：某一个家庭成员会生病，或遇到不测（这里包括一系列相关的人和一系列有可能发生的具体的不幸的事情）。

B 理论预测：当我想象危险时我变得焦虑。

当你进行这种测验时，你应该预料到你会感觉焦虑，所以你需要提前准备好应对的技巧。在整个测试期间坚持做记录，这样的话，你可以发现焦虑症如何到达巅峰状态，又如何开始减弱。同时也要记录名单上的人身上发生的不幸的事情——任何一个家庭总会发生一些消极的事情，所以你只能记录那些在你起初预料之中的事情，这一点很重要。

比较一下这两份记录。在测试的那一天真的有很多具体的不幸的事情发生吗？或者只是你所患的焦虑症有所加重？

♡ 测试结束后

当你完成测验后，按照以往的方式把测验过程写在笔记本上。给你所患的焦虑症打个分数（10 为满分），并注意你的思维检测对你是否有所帮助。

刚开始时这显得枯燥乏味，但过一段时间，检测你的思维会变成你的第二天性，当消极思维露出苗头时能够马上制止它。

♡ 沉 思

一些焦虑症患者会产生担心他们的想法的一种倾向。在强迫症患者身上这种倾向特别明显，但惊恐发作、广泛性焦虑症和恐惧症患者也会发现他们的大部分时间被思想所困扰，可能非常不喜欢活动，与他们的日常生活脱节。

如果你发现自己陷入这种状态，你将需要特别注意你的认知工作。没有必要花好几个小时来监控你的思想，与自己辩论你到底能做多少工作。

当你做认知练习时，要让你的心理反应简短同时又能切中要害。和暴露疗法相似的是，价值来自于不断地重复做这些练习；但又和暴露疗法不同的是，过程持续的时间最好要短一些。刚开始时，你所患的焦虑症会让你产生喋喋不休的想法，（就像坐在车里的小孩不断地唠叨："我们快到了吗？"）但是你需要做的就是给出你选择的反应，并继续进行你计划好的疗程。

患者如是说

"……从不同的角度来看待问题，尽量对自己不要太苛刻，给自己一些回旋的余地。"

——安德鲁

"我已经尽力改变我的心态。我告诉自己我只能做这么多事。我也告诉自己我要花多长时间做某事，这样可以帮助我摆脱它对我的纠缠。"

——朱莉

"我们任何一个人都很容易养成使用'如果……会怎么样'这种句子的习惯。这正是我们要改变的习惯，要用'如果……那又怎么样呢'这种句式来代替上面的句式。思考一下下面这个问题，'如果我犯了错将会怎样呢'。现在拿它和另外一个相似的问题'如果我犯了错那又怎样呢，做一下比较。"

——诺曼

"我将会再次参加驾照考试，这次我要做更充分的准备。"

——莎拉

"我要利用一切可能的机会来帮助自我意识。"

——杜丽莎

"我并不低估自己的应对能力，因为我已经经历了两次痛苦的丧亲之痛。其实我们都比我们想象的更坚强一些。"

——温蒂

38. 关于思维过程的更多言论

想象着在一个令人愉悦的夏日你正坐在草地上。不经意间你摘下一朵蒲公英花并审视它。它并不是特别漂亮，实际上它影响了草坪的外观，因此你把叶子也一并摘了下来。现在草坪看起来好看多了，但是任何一位园丁都会告诉你即使把叶子摘掉蒲公英还是会长出来的，所以你拿着一把小铲子想把根挖出来。持续的时间很长任务又艰巨，但最后你还是把根给挖了出来，现在你知道蒲公英永远不会在你的草坪上再长出来了。

你可以拿你的焦虑思维过程和蒲公英做一下比较。

在顶部是当你感觉焦虑时突然出现的自动化思考。例如："如果我晕倒了该怎么办？""假设不幸的事情发生了，是否是我的过错造成的？""我必须离开这里！"这些想法就像蒲公英花。

下面是我们已经讨论论过的认知扭曲，从全有或全无思想到愿望思维的一切。它们就像是蒲公英上的叶子。

所有的这些思想都来源于更深层次的东西，和蒲公英根的作用一样。它们是核心信念，就像蒲公英的根一样很难挖掉，它们给焦虑症提供营养祸害无穷，让你很难完成你的康复工程。

♡ 核心信念

核心信念是在你生命的最早阶段形成的，它们和三件事情有关：

- 对自己的评价。
- 对别人的评价。
- 对世界的评价。

一些核心信念可能是这样的：

- 我很好。
- 别人总体来说不错。
- 世界是属于我的。

不幸的是，有些焦虑症患者最有可能产生消极的核心信念，例如：

- 我不讨人喜欢。
- 别人总让我失望。
- 生活是不公平的。

这些信念如此的根深蒂固以至于我们经常意识不到它们的存在，或者即使意识到它们的存在，我们也会认为它们是普遍真理。核心信念是在生命的早期形成的。它们可能来自于你周围的人，来自于你成长的文化或来自于你的人生经历。如果你被相信"男孩不能哭"的父母养大或在"女孩是二等公民"的环境中长大，你耳濡目染，就很难抵制这种想法。你的人生经历也是如此：在你很小时，如果你的父亲或母亲去世或离开了你，你自己就会形成"大家总是抛弃我"的这种核心信念。

识别你的核心信念

识别你的核心信念的一种方法就是考虑你的认知扭曲，看看是什么在背后支持它们。

认知扭曲	核心信念
高估危险发生的可能性	不幸的事情总是发生
高估危险的严重程度	不幸的事情比自己想象的还要糟糕
低估自己应对危险的能力	我没用
审视	你必须保持警觉以防麻烦的来临
对恐惧的恐惧	世界令我恐惧
自我应验的预言	我确信自己要丢人现眼
担心	如果事情将要变糟，它就会变糟的
批评	我没本事
受害	生活是不公平的
完美主义	我真没用，需要付出更多的努力
高估糟糕的结局	我永远不能休息
在劫难逃	如果事情要变得更糟糕，它肯定会变成那样的
不切实际的幻想	这都是我的错
全有或全无的思想	只有百分之百对才行

续表

认知扭曲	核心信念
一概而论	我的生活一团糟
过滤	世界糟糕透顶
忽视积极的东西	其他任何人都可以做到——我真的一文不值
夸张	任何人都比我聪明 我做出的贡献少得可怜
情感推理	因为我感到害怕，所以它肯定很危险
草率做出结论	如果有人不同意，这表明他们认为我愚蠢
认为和自己有关	由于我的过错才造成了这件事情的发生
自责	我该受到谴责
辱骂自己	我输了
愿望思维	我一点都不讨人喜欢

患者如是说

"我可以看出当时我母亲非常焦虑，对疾病很恐惧，我当时的确对健康产生了焦虑。"

——安德里亚

"我认为别人对我的感情并不感兴趣，所以我保持沉默。我也倾向于感情用事，不信任别人。"

——安德鲁

39. 恶性循环

现在你可以看出焦虑思维是一个恶性循环，核心信念是罪魁祸首，驱使这个循环周而复始。记住你的思维有三个要素组成——你的表面（自动）思维、你的潜在假设和你的核心信念。

例如，有一些人的核心信念是"我无用"，恶性循环是这样作用于他们的：

他们感觉自己的心脏怦怦直跳，呼吸越来越急促。

他们会不假思索地认为："惊恐发作来临——如果我应付不了该怎么办？"

他们的内在假设促使他们这样认为："我应该能够应付得了。"

他们的核心信念却促使他们去想："我真没用，我应付不了它，我应该逃避。"

- 随后他们逃之夭夭，因为他们认为自己应付不了惊恐发作。
- 而这种行为又强化了他们认为自己没用的信念，这又导致了又一次的恶性循环。

驱使恶性循环的核心信念

驱使恶性循环的内部逻辑显然不具有客观性，但是我们很难梳理出复杂的核心信念。相比而言，我们很容易理解消极的核心信念造成的影响——它们会逐渐降低你的自尊和自我价值感。如果你老拿自己和你的核心信念做比较，发现自己有很多不足，那么你对自己的评价永远都不会太高。

这种信念可以自我应验——如果你认为自己应对不了，很有可能你就真的应对不了。心理咨询师有一句名言：“如果你总是重复你所做过的一切，然后你就能得到你一直得到的。”换句话来说，如果你一直告诉自己消极的事情，那么你就恰恰通过这种你并不希望失败的方式导致你一直失败。

消极的核心信念常常和成就、接受度、信任或控制有关。

- 成就：“我必须每件事都要做得非常完美，否则我就会失败。”
- 接受度：“每一个人都必须对我满意才行，否则就说明我不好。”
- 信任：“如果我相信的话，我就会受到伤害。”
- 控制：“如果我寻求帮助，就说明我软弱。”或者，“如果我感到焦虑，我就会对自己失去控制。”

强迫症和核心信念

强迫症患者经常有关于完美、责任和惩罚三者相连的核心信念。关于完美的一个核心信念可能是"我一定要完美无缺",而这些患者的核心信念会变成"我一定要完美无缺,否则我将要受到惩罚"或"让我自己变得完美无缺是我应尽的责任"。而责任会产生"我必须阻止不幸的事情的发生"和"如果我阻止不了不幸的事情的发生,我应该受到惩罚"这种信念。

强迫症仪式有时是用来阻止不幸的事情发生的一种方式,有时是患者因为做不到完美无缺或未能阻止不幸的事情发生而惩罚自己的一种方式。

在追求完美的过程中,有一些焦虑症患者会因为他们内心有自己认为不好的想法而责备自己,认为这种想法会让他们受到惩罚。研究表明绝大部分人都有关于伤害或其他不好的事情的想法,但他们很少注意这些想法。有一些焦虑症患者最终会认为即使只有这种想法也会导致发生不幸的事情。

虽然这些想法和仪式也许看起来很奇怪,但是心理学家认为是因为有充分的理由才会导致它们发展到这种程度的——就像一个小孩度过艰难困境一样。它们对于大人来说是不合情理的,但是它们从儿提时代存留了下来或者在压力大的时候冒了出来——第41章里面有相关的解释。

患者如是说

"我的看法是，现在我已经知道如何处理它——它只不过是对压力的一种反应，而不是一种身体疾病。现在对我来说它不再那么的令人害怕了，因为我相信医生。"

——布里奇特

"我经常在想是不是因为我对焦虑变得敏感，所以才会认为事情变得难得多，就像一种测试一样。"

——朱莉

"我们并不是自愿地患上焦虑疾病。有谁愿意带着这种疾病生活呢？"

——玛格丽特

"我记得以前当我精神状态不佳时，我就会确信我接受的治疗没有什么效果。"

——莎拉

40. 克服消极的核心信念

挑战你的核心信念也许让你感觉不大舒服，所以在你从事这项工作时一定要善待自己。如果因为你的核心信念你感到羞愧、内疚而又无所适从，你就要清楚地告诉自己：认为自己的世界观都是错的只会使你感觉更糟糕，就像你一味地责备自己，认为所有的麻烦都是自己造成的一样。

情况不是这样的。你的核心信念是因为有充分的理由才形成的，而这些理由在当时是讲得通的。孩子往往接受他们的父母向他们灌输的思想，或接受他们所处的文化向他们灌输的思想，因为他们相信照顾自己的父母是正确的，最具有权威性。就像我们刚才已经说的，他们经常根据他们的生活经历产生一些想法，这样当他们遇到困难时，一些核心信念就会出现来帮助他们渡过难关。

例如，你可以发现失去父亲或母亲的小孩可能借这种想法来安慰自己——"这不是我的错，所有的大人迟早都会死去的"，或者他们持有相反的观点并责备自己——"他们死去是因为我的错"。

问题是这些信念的地位会得到进一步巩固，并持续到成年生活，就像很难改变的坏习惯一样。尽管如此，只要你有耐心和决心，这些信念并不是改变不了的。（任何一个达到书中这个阶段的人都可以通过足够耐心和决心来相信自己能够做到这一点。）

如果你以开放的态度来对待这些信念，接受它们能够改变这种可能性，那么你肯定能够成功。对于过去你已经无能为力，但是你可以用你成熟的心智来影响当前的情境，为自己写下新规则并检验它们。

检查消极的核心信念

你已经开始迈出了识别你消极的核心信念的第一步。在你抓住问题的核心之前也许你要尝试好多次。找到关键的信念并了解它是什么之后可能会让你很痛苦或让你感到如释重负。一旦你找到一个看起来比较重要的信念，马上检查你对它有什么感觉。有三种可能性。

（1）你再也不相信它了，你准备放弃它。

（2）你的大脑告诉你它是错误的，尽管如此，因为它对你的情感控制，你继续按照它是正确的方式行事。

（3）你还是对它深信不疑。

如果你准备好放弃这种信念，通过做后面的练习会帮你实现这个目标。

如果你知道有一种核心信念是荒谬的，但你还是在情感上受到它的影响，那么你需要付出很多努力来改变这种情况。

如果你还是对它深信不疑，那么你将需要付出更多的努力。最重要的是你希望改变它，并且有动力去改变它。

向消极的核心信念宣战

一旦确认了你的核心信念，你就可以针对每一个信念问一系列的问题。和审判焦虑症不一样，这种方法是聚焦于它们，弄清楚它们是如何运作的。

需要问的问题：

这种信念是真的吗？

这种信念是否能让我受益？

这种信念是否能够让我幸福或内心平静？

我是否选择这种信念作为活下去的一种方式？

这种信念是否来自于我周围的成年人？

下面的例子针对核心信念是"我总是失败"的患者：

这种信念是真的吗？不是，我可以想起我并没有失败的时候，但是它们微不足道。

这种信念是否让我受益？它能阻止我变得狂妄自大。

这种信念是否能够让我幸福或内心平静？它总是让我回避承担危险的挑战，因为我知道自己将会失败。

我是否选择这种信念作为活下去的一种方式？是的，因为我是最年轻的，我不能够和别人竞争。

这种信念是否来自于我周围的成年人？不是。

你立刻会看出这种信念并不是一直都是真实的，它只会带来消极的影响——它阻止大家去冒险。首先你可以看到这种信念和他们的成年生活不再有什么联系——他们曾经是最年轻的，但现在他们已经不再年轻。

患者如是说

"我并不回顾过去，我应对现在——过去已经一去不复返。"

——安德里亚

"我认为我的童年时代没有出现让我产生焦虑的世界观。"

——安德鲁

"当我还是一个孩子时，我已经学会了沮丧，它是对发生在我身边可怕的事情的一种自然而然的反应。"

——布里奇特

"现在回想起来，很显然这种模式从我童年的经历中出现过，只是当时我没有注意到这一点。"

——玛格丽特

"我爸爸小心谨慎。我妈妈当时正接受神经治疗，治疗了一段时间之后，妈妈的医生才意识到她实际上患的是贫血症。"

——彭妮

"当时我并没有产生消极的世界观——我以前是一个超胆侠。"

——莎拉

"我母亲离家出走了好几次，她发现照顾我和三个姐姐压力太大。尤其是我出生时她都 44 岁了，妈妈在这个年龄刚开始有点自由，所以她讨厌我。我认为爸爸患有躁郁症。我 13 岁时，他已经成了一个酒鬼。"

——杜丽莎

"从表面上看我的家庭相当的宽松。我母亲很焦虑但是她一直埋在心里，直到我开始照顾她时我才知道。"

——温蒂

41. 改变消极的核心信念

　　改变消极的核心信念虽然过程缓慢但值得付出努力。有一些人很珍惜这些消极的核心信念，把它们当做自己的一个必不可少的组成部分。但是如果它们让你感到不快，那么摆脱掉它们难道不更好吗？

　　最简单的一个技巧也是最有效的一个技巧——反驳。一旦你形成了主要的核心信念，你就可以创建反驳这种信念的言论，并定期使用它。把它写在日记里，贴到洗手间的镜子前，利用一切机会提醒自己。慢慢地，这种相反的信念看起来比原来的信念真实得多。

　　你也可以录下你的反驳言论，定期回放。

　　另外一种不错的技巧就是和另外一个人合作，要求他向你重复反驳言论，同时你要"礼尚往来"，向他重复反驳言论（你不一定非要找另外一位焦虑症患者来合作，只要你找的人想做出某种改变都是可以的）。

利用反驳言论改变消极的核心信念

例子

我无能为力——我可以主宰我的生活。

如果我冒险，我会失败的——我可以循序渐进地学着去冒险。

如果我失败了，别人会排斥我——我可以接受失败，也能应付得了别人对我的排斥，如果真出现这种情况的话。

我一定不能出错——从错误中我可以学到东西。

我是一个无名小卒——我是一个有价值的人。

我应该用别人能接受的方式为人处世——走自己的路，让别人去说吧。

如果我很担心情况就会变好——是行动而不是担心会让情况变好。

我不能应付任何困难或可怕的事情——天下无难事，只怕有心人。

世界好危险——世界中的危险是可控的。

我一定要待在我的舒适领域内才会安然无恙——不管我在哪里我都可以创造属于我的舒适领域。

做自己的研究员

把你自己看做一项工程，开始尽可能地了解自己。从消极的核心信念入手，例如："没有一个人喜欢我"。

然后研究事情的真相。你可以寻找你被别人喜欢的证据，例如：

- 通常情况下，大家是否乐意看到你？
- 当你给他们打电话时，他们是否乐意听到你的声音？
- 他们是否邀请你参加社交活动？

再寻找一下你不被别人喜欢的证据，例如：

- 大家是否回避你？
- 大家是否对你说一些不中听的话？

当你研究自己的消极的核心信念时，你有可能会大吃一惊。你会发现有一些人确实喜欢你，他们会因为你有这种想法而感到诧异。总会有一些人不喜欢你性格中的某个方面，但这并不意味着你是一个不招人喜欢的人。

如果你有"我一无是处"或"我什么事都做不好"这种信念，通过调查，你会发现别人对你的看法和你对自己的看法大相径庭——例如：他们认为你是一个有能力并可靠的人。虽然你很难相信，但它可以帮你摆脱掉这种消极的信念。

也许你会发现大家比你想象的还要关注你的焦虑症问题，因此你会感到痛苦。即使你没有告诉过他们你的问题，也许他们依然会说"我们本来想邀请你参加我们的晚会，但是大家都知道你不喜欢晚会"这样的话。换句话来说，他们误认为你是因为患上焦虑症才回避社交活动的。

不仅仅焦虑症患者会草率做出结论，没有患焦虑症的人也往往如此，所以你可能会听到让你受到伤害的话，例如："我知道是因为我家房子又小又破，你才不愿意来我家的。"这时，你必须要选择是不是要告诉这个人你没有去拜访他家的真实原因。

患者如是说

"如果你认为你能够打败焦虑症这个恶霸，那你就真的能够打败它。如果你认为你要被它打败，那么你肯定会被打败的。"

——朱莉

"焦虑神经官能症是最乖戾、乖谬的疾病。正视这种被夸大的灾难性的思维过程并找到出路着实不易。"

——玛格丽特

"我生病之前一切都很好。我的童年很幸福，直到那次痛苦的经历发生后才引起了我的焦虑症。"

——莎拉

"我当时意识到自己很不安全。我感觉自卑和低自尊，这都归根于我的成长环境。"

——杜丽莎

42. 克服核心信念的工作总结

有很多种方式可以描述我们脑子里的情况——我们的思维，而三层思维这个概念是我们看待焦虑症问题的一个常用手段。

顶层思维是应对正在发生的事情而出现的想法。大多数这种想法是无意识的，出现的速度如此之快以至于我们几乎意识不到它们。

中层思维主要是指潜在假设，它可以被看做一套生存的规则。

底层思维是核心信念，它是中层思维建立的基础，驱动着整个思维过程。对于焦虑症患者来说，核心信念经常是关于缺乏自我价值或缺少应对能力的一些消极言论。

如果这三层思维都是消极的，都以焦虑症为焦点的话，它们就会结合在一起形成恶性循环。

这三层思维你都可以通过反驳言论进行挑战。你的任务是识别自己的消极思维，然后构思和这种思维相抵触的积极的肯定言论。这种反驳言论需要一遍遍地重复直到每次原来的消极思维出现在你的脑海中时你发现你能够自动想出这种新的积极思维来反驳。

你也可以搜集证据来检验真相或检验你的信念。消极信念不可能代表所有的真相。

通过记录你的成就和要求别人给出关于你的诚实的反馈，努力形成更加符合实际的信念。

"我们是我们想象的结果。心思是一切。我们把自己想成什么样我们就会变成什么样。"

——佛陀

"世界上本没有什么好事和坏事，是我们的思维让它们变成这样的。"

——莎士比亚

第四部分

重新主宰自己
的生活

Free yourself

from Anxiety

43. 为什么我患上了焦虑症

现在你已经明白焦虑症如何影响了你的思维过程，又如何开始把这些思维过程转变回来。在某个时刻也许你会问道："为什么我患上了焦虑症？"你可能会这样思考："看看正在路上行走的琼斯太太，她有很多压力，但是她没有惊恐发作。"或者你在报纸上看到有一些人，他们经历了可怕的事情但看上去好像没生什么病。

首先，你不可能完全确定琼斯太太或新闻上的人物是否患病——或许他们都有焦虑症问题，只是你对此一无所知。或者很有可能他们已经成功地度过困境而没有发展成焦虑症。为什么会这样呢？可能是因为你的深层思维为焦虑症提供了落脚点。

你已经知道了焦虑症有罪，现在我们来问一下为什么单单是你患上了这种病呢。这种问题就像问为什么一个窃贼会挑中那所房子，或一个抢劫犯为什么会选择那个受害者一样。

另外一个常问的问题是："为什么我所患的焦虑症会持续这么长时间？"有一些患者的焦虑症持续的时间比较短程度比较激烈，但患者很快得到康复。但其他患者需要遭受几个月或几年的折磨之后才会康复。十分常见的是，促使你患上焦虑症的因素也是让你的焦虑症持续下去的因素。这些因素称为维护因素。

因此下一步我们要深入调查你的思维过程和构成你的性格促使你患上焦虑症的要素。

♥ 理解情绪

你的情绪由你的大脑来体验，更确切地说，通过一种叫大脑边缘系统的一系列结构来体验。这属于你的不随意神经系统的一部分，不随意神经系统能够控制身体的许多功能。你的情绪受到你的思维和感知的影响，它们通过思维和你的身体表达出来。

♥ 基本情绪

研究表明全世界所有的文化中存在着六种基本情绪：快乐、生气、悲痛、伤心、恐惧和厌恶。连同其他诸如兴奋、好奇或乏味等情绪，这些情绪往往是自发的，持续的时间比较短。它们是对当前发生的事情的一种即时反应。

♡ 复杂情绪

复杂情绪持续的时间比较长，它们和你的思维过程有关。复杂情绪也受到过去经历的影响，尤其是在你成长的过程中，你的家庭、你生活的社区、你周围的广阔的文化都影响着你的复杂情绪。复杂情绪包括爱、内疚、尴尬和嫉妒等。你可以发现你的复杂情绪受到你的世界体验的影响，因此生活在不同文化中的人对不同的事情感到内疚或尴尬，来自于不同家庭的人会用不同的方式表达爱意。

情绪没有错与对之分，它们是人类情感的一部分。它们可能是积极或消极的，视周围的环境而定。

你的教养和早期经历可能使你认为有一些情绪是不可接受的。如果别人不允许你表达某种情绪的话，也许过了一段时间你会到达故意躲避这种情绪的程度。这就造成了压抑，也就是说一个人和他的某些情绪脱了节。

年幼的孩子可能会因为一些诸如恐惧或发怒等强烈的情绪而感到不知所措。如果没有人去安慰他们并帮助他们应对这些情绪，他们就没有机会学习如何摆脱这些情绪。这个问题一直到他们成年后继续存在，他们对于如何克服这种情绪还是感到无能为力。

这个问题的另一方面是这些人没有学会控制情绪，在他们成年后，不能够容忍任何的不安和沮丧。如果心灵受伤或感到不安，他们会为之哭泣；如果愤怒，他们会在语言上或身体上呈现出咄咄逼人的架势；如果感到无聊，他们会放弃正在忙着的事情，离开和他们一起努力的人。失去自控的恐惧为焦虑症奠定了基础，这些人会躲避有可能引起他们失控的人和情境。

压抑和焦虑

压抑和焦虑症两者之间好像存在着一种联系，感觉焦虑的人经常说他们发现自己很难表达他们的情感，尤其是发怒、悲痛和绝望。问题是这些情感就在那里，就像没有被治疗的传染病一样在你的体内不停地活动，它们带来的困难迟早会浮出水面。

很多感到焦虑的人总有失去自控的潜在恐惧感（这能够解释为什么有些人很难接受他们需要放松的想法）。他们害怕如果失去了控制，所有被压抑的情感都会浮出水面。

被压抑的情感是导致所有的焦虑症的潜在因素。

惊恐发作

在一些人身上，惊恐发作表明他们的被压抑的诸如发怒、悲痛或绝望的情感正试图爆发出来。

恐惧症

通常情况下，恐惧症患者恐惧的对象本身并没有什么危险性。害怕青蛙的恐惧症患者完全知道青蛙并不危险但他们依然害怕。对一些人而言，他们害怕的东西其实是一个象征——它代表着他们自己的情感，他们害怕这种情感。

广泛性焦虑症

众所周知，被压抑的情感可以导致头痛、溃疡和哮喘等身体方面的毛病，同样，它们构成了广泛性焦虑症的一部分。

强迫症

如果在你患的焦虑症情况最糟糕时监测它，你有可能发现出现这种情况是在你对自己的生活处境感到沮丧、挫败或愤怒的时候。

事实上，愤怒是导致焦虑症的最常见的因素。如果有人感觉他们被不称心的生活所困或过去受到欺骗，那么他们的愤怒就可能以焦虑症的形式爆发出来。

患者如是说

"我倾向于抑制自己的情感。"

——安德里亚

"我的确抑制我的情感。"

——安德鲁

"我没有抑制自己的情感。"

——布里奇特

"我的确抑制我的情感，通过不断地吃东西来抑制它。"

——彭妮

"过去的大部分时间我都在抑制自己的情感。"

——莎拉

44. 处理被压抑的情感

如果你学会释放你的情感而不是压抑你的情感，你会发现这有助于你的康复进程，在你康复后也有助于防止焦虑症卷土重来。被压抑的情感露出苗头时如果你能够及时处理好它们，你就更有可能活在当下，陷入过去的泥潭不能自拔的可能性就会减少。

虽然当时释放情绪的过程可能很痛苦，但随后大家一般都会感觉好了一些。古希腊人对此十分清楚，他们把它叫做宣泄。创作希腊戏剧的目的是让大家观看完回家后感觉好一些——一部悲剧或一场悲惨的电影即使当时让大家感觉伤心，但随后大家会感到放松，精神得到宣泄。

第一步是要学会识别被你抑制的情感。通过前期的努力你可能已经取得了这方面的一些进步。

- 定期放松使你与你的身体更协调，这会帮助你识别一些身体的感觉，而它们是深层次的情绪的标志。
- 你从事到现在的认知工作会帮助你识别一些驱动你的思想的情绪。

除此之外，你还可以记日记，记录下你对白天发生的事情的情感反应。一天过后参考一下你列出的情感。是不是被事件触发的一些情感反应对这些事来说并不合适——太过还是不够？探究一下这意味着什么。

如果你的情感反应与事件严重不协调，例如：因为琐事你就大发雷霆或发生了一件伤心事而你却无动于衷，也许你想去寻求一位心理顾问的帮助。

表达你的情感

下一步是学会表达你的情感。和往常一样最好你要循序渐进地进行，通过可操纵的小步骤进行。你可以这样去尝试：

倾诉

选择一个你信任的人，他只是倾听，而不会对你的倾诉做出判断、提出批评或提供建议。同时，如果你哭泣或生气时，这个人也不会感到心烦意乱。专业的心理顾问或热线电话志愿者都可以做到这一点，他们接受的训练能够让他们给你提供一些反馈，这些反馈会对你的自我发现旅程有所帮助。你也可以向一位好朋友或一位紧密的家庭成员倾诉。

写作

在笔记本上写下你的情感。每天留出一定的时间记日记，你会逐渐明白自己的情况。你也可以给自己或一个想象中的人写一封信。如果有些人恰恰是你情感的焦点，那么你可以给他们写信（即使他们已经去世也无所谓）。有些人发现写完信再把它撕碎会有所帮助，这样可以摆脱那些在信中表达出来的情绪。不要把信拿给那些人看——这样做的作用是帮你发泄你的情感，你需要自由地表达思想。如果你需要向那些人交流你的情感，请参考下面的"交流"部分。

交流

如果你的消极情绪集中在你周围的一个人身上，你可以和他交流你的情绪。如果因为他说的话或做的事让你感到不安或愤怒，那么我们在文中描述的自信技巧将会帮你安全地去交流。但是，如果你的情况更严重的话，你需要更小心地进行——我们建议你应该采纳更专业的意见。

疏通

如果你发现很难发泄自己的情感，你可以疏通它们——例如，观看一个悲伤的电视节目或一部悲伤的电影有助于你哭泣。尽管是悲伤的节目，你还是要选择你喜欢的节目，例如：你最喜爱的肥皂剧、一部 DVD 电影。对我们很多人来说，音乐能够在很大程度上影响我们的情感——帮助释放我们的情感。

身体动作

身体动作对于释放怒气效果显著。寻找一种不会给自己和别人带来伤害或不会损害东西的方式。你可以捶击一块垫子、往墙上使劲扔球、大声叫嚷或从事剧烈运动。

识别你的消极情绪

通过下面的列举来识别你需要释放哪些消极情绪：

- 攻击性
- 烦恼
- 鄙视
- 失望
- 妒忌
- 尴尬
- 沮丧
- 悲痛
- 内疚
- 仇恨
- 嫉妒
- 孤独
- 愤怒
- 遗憾
- 悔恨
- 羞愧

判断下面的哪一种技巧对你来说效果最好，最适用于释放上面的每一种情绪。

- 写作
- 疏通
- 身体动作
- 交流

用可控的小步骤来释放你的情绪，不要操之过急。

有控制情感反应问题的患者可以使用一些相同的方法来安全地发泄情感，然后通过自信训练来努力增强自己的应对机制。

患者如是说

"我已经努力做出改变，我很有信心地说我已经成功了。"

——安德鲁

"我正在学着敞开心扉，但是我内心里还是保留了很多东西，因为我很难信任别人。但是，我已经习惯了，我并不打算将来在这方面做出多少改变。"

——朱莉

"我根本就没有接受它，它老让我想起我的童年。我讨厌哭泣。"

——彭妮

"我的确发现和我信任的人讨论我脑子里所有的想法可以帮助我释放情绪。"

——莎拉

"我确实会对一些人敞开心扉，这取决于这些人是谁以及他们和我有多亲密。"

——温蒂

45．自主性

自主性是指既能够满足你自己的需求又承认别人的需求。它不是指你随心所欲或让别人做你想做的事。它是指你用一种自信而又成熟的方式做事来满足自己的需求或抵制无理的要求。它不是指你用咄咄逼人、恃强凌弱、胁迫或善于操纵别人的方式来为人处世。

具有自主性的人知道他们有一些权利。其中最重要的权利是：

追求你想要的东西的权利。

说"不"的权利，同时没有罪恶感。

发表自己意见的权利。

表达自己情感的权利。

当然，别人也有相同的权利，因此自主性意味着平等。它是指寻求一个折中方案，你既可以得到你想要的同时又不损害别人的权利——这可以称为双赢的解决方案。

如果你有下面这些情况则说明你缺乏自主性：

● 感觉自己不能够大声说话。

- 经常感觉自己不受重视。

- 厌恶别人对待你的方式。

- 不能应付别人的侵犯和愤怒。

- 不遗余力地寻求安宁的生活。

- 心里想着"不"嘴里却说"是"。

♡ 自主性和焦虑

许多焦虑症患者发现他们很难拥有自主性，他们倾向于唯命是从。他们不敢为自己说话或公开声明自己的需求。如果你总是让别人照顾和支持你，你就很难拥有自主性，缺乏自主性就会引起怨恨，而怨恨只会使焦虑症进一步加重。

自主性包括的一项最重要的技巧是和别人沟通你的需求和你的情感。例如：你是否感觉很难告诉别人因为他们说了或做了什么事情而让你感到不安和愤怒？当然这样做很危险，你需要谨慎对待，沟通时要尊重别人的感情。

短期内也许你不能取得你期望的效果，但是在你形成自主性沟通的习惯的过程中，别人会开始更加尊敬你。在进行这种沟通之前，花时间思考一下你将要说什么。你也可以和一位心理顾问或帮手在角色扮演的过程中演练这种沟通。

逐渐养成自主性沟通的习惯

这里有一些养成这种习惯的基本规则：

（1）选择合适的时机。

（2）要为自己的情感负责任。

（3）要谈具体的行为而不是一概而论。

我们来看一个例子。一个人因为全家人都依靠他开车，把他当做免费司机而感到愤愤不平。首先，我们来看一些他如何以非自主性的方式来处理这件事的：

（1）当一个家庭成员准备离家并提醒需要他开车去送时，他开始抱怨。

（2）他向这位家庭成员说："你总让我开车送你，我很生气。"

（3）他又说道："你们所有的人都这样，没有一个人为我着想。"

这看起来好像是完全正常的行为，实际上我们很多人都这样做，但是我确定你可以想象要以什么方式收场——这位家庭成员会怒气冲冲地回敬他，冲出房屋，然后两个人都在车上生闷气。自主性沟通也许更应该像下边这种样子：

（1）选择情况比较平静的时机，并且有讲话的时间。

（2）他向这位家庭成员说："你老是让我开车送你，我有点生气了。"

（3）他又说道："我知道你需要我开车送你，但我晚上需要休息，你坐公交车行不行？"

另外一个有用的技巧是设置界限，是指你明白自己要做什么和自己不做什么。一旦你设置了界限，你就要明白无误地向别人说明这一点并坚持下去。在上面开车送人的例子里，这个人可以这样设置界限：

（1）选择情况比较平静的时机，并且有说话的时间。

（2）他对家人说："周二晚上我不会开车送任何人，这个晚上是我的休息时间。"

（3）一旦他设置了界限他就要坚持下去。

患者如是说

"我发现拥有自主性并不难。"

——安德里亚

"我发现自己很难拥有自主性，但是多年来我已经取得了不少的进步。当你成熟后，你会对生活形成不一样的看法，事情不会像过去一样给你带来太多的困扰——有些事情还会给你留下不错的印象。"

——安德鲁

"我发现拥有自主性一点都不难，我并不是一直正视需要解决的问题，主要是担心自己自主性太强。"

——布里奇特

"过去我发现自己很难拥有自信，但是现在我已经改变了。"

——朱莉

"有时候我发现自己很难拥有自信。即使作为一名老师我也不自信。我不喜欢和别人协商来得到我认为的自己的权利。"

——彭妮

"我发现自己很难拥有自主性——对我来说，说'不'很困难。"

——莎拉

"我已经通过自信和自主课程来寻找让我拥有自主性这方面的指导。"

——杜丽莎

"过去我常常发现自己很难拥有自主性，但现在情况不一样了。以前每当有人说了不好听的话时，我不是离开房间就是发脾气，现在我能够做到和他们探讨了。"

——温蒂

46. 自信和自尊

缺少自信和低自尊是维护焦虑症的其他因素。拥有自信的人和没有自信的人都有可能患上焦虑症，但焦虑症几乎一直起着破坏各种自信的作用。

不断地回避社交情境，花大把的时间把自己困在做仪式性动作的牢笼里，把焦虑行为当做你生活中最重要的事情，这样做只会让你切断与正常生活的联系并减少你的自信。依赖别人处理你的生活和焦虑症也会影响你的自信。

对一些人而言，缺少自信会发展到比焦虑症还要糟糕的地步，它会发展成为他们性格的一个基本组成部分。缺少自信会影响他们和别人的关系，导致长期压力，也许还和直到现在他们仍需要解决的过去创伤有关。

对这部分人来说，它不仅仅是信心问题，而是有关自尊的问题。低自尊是指不能够接受你现在这个样子，不能够尊敬你自己。低自尊开始于童年，可能来自于：

- 过分苛刻的父母。
- 童年时期遭受的重大损失（例如：失去双亲之一）。
- 遭受的身体上的虐待或性虐待。

- 被别人忽视。
- 被别人拒绝。
- 过分呵护的父母。
- 过分纵容的父母。

　　一个低自尊的人往往发现很难爱护和鼓励自己，也不能够关心自己的需求。成年生活中的需求和责任会把他们击垮，从而导致焦虑症的产生。

　　对所有的焦虑症患者而言，尤其是对于恐慌症患者和社交恐惧症患者而言，缺乏自信是一个特别常见的困难，这两种患者倾向于储存大量别人的看法。

建立自信和自尊

　　你前期做的所有的工作都会帮你建立自信，尤其是从下面几个方面给你提供帮助：

- 促进身体健康。
- 找到接受康复治疗的动机。
- 理解焦虑症的活动规律。
- 在暴露疗法中取得成功。
- 反驳消极的自我对话。

　　你也可以这样去尝试：

- 改变自己。
- 要求从给你提供支持的人那里得到积极的反馈。
- 创建活动日记——计划从事一些让自己更满意的活动。
- 自愿在一家慈善机构或一项慈善项目中提供帮助。

许多人发现从事志愿活动可以在康复的路途中提供帮助。重要的是你要等到自己恢复得足够好，这样你才会有足够的时间和精力。为别人做事是建立你的自尊和自信的一种很好的方式。有很多从事志愿活动的机会，范围很广，你应该能够找到你喜欢的而又不和焦虑症强加于你的束缚起冲突的志愿活动。

治愈你的内心小孩

我们每个人都有一个内心小孩这种说法已经成了近年来的一个笑柄，但是这个概念有益于了解我们自己。我们内心依然还保留着过去的我们小时候的影子——冲动、富有创造性、顽皮、害怕和缺乏安全感。

孩子体验生活的方式很直接，对生活的理解也很浅。童年的经历通过用语言难以表达的方式和我们相伴。

在很多方面焦虑症把我们带回到了童年，焦虑性恐惧经常和童年时期的恐惧拥有相同的荒谬、可怕的特性。因而康复包括轻轻地把你重新带回到成年人的世界里。

如果你小时候经历过创伤，一直到现在还没有解决它，现在你会依然痛苦，那么这种痛苦会诱使你的焦虑症进一步恶化。这是可以治愈的，但是光靠自助还不够，特别是对于正努力应付生活早期经历的患者，当时他们还不会说话，还没有能够理解所发生的事情的思维能力。如果你是这种情况，我们建议你要从顾问或心理治疗师那里寻求专业帮助。

♡ 患者如是说

"毫无疑问过去我的自尊心很低——我有口吃的毛病，到了 25 岁才好的，即使现在我乘坐公交车时我还是担心询问票价。"

——安德鲁

"我的自尊还可以。"

——布鲁奇特

"我的自尊心也是很低，我已经在努力克服它。"

——朱莉

"就自尊而言，我总是怀疑自己的能力，我并不因为自己有所成就而夸奖自己，即使我很清楚我取得了很多成就，我也不会这么做。"

——彭妮

"我的确贬低自己，讨厌自己，嘲笑自己。但是我要比好多我认识的人好一些——很多住院的患者比我还要糟糕。想帮帮这些比我还要不幸的人的想法给我带来一种惊人的感觉：这种感觉在我感到'生活是垃圾，我想死'的时候会给我一些事情让我专心去做。"

——莎拉

"我的自尊心曾经非常低，但当妈妈回家后这种情况得到了根本的改变。"

——温蒂

47. 问题和决定

　　找出新的方法来看待和解决你的问题是贯穿这本书的主题，到目前为止你应该已经意识到自助工具和自助技巧适用于很多情况。在康复的过程中设定目标和采取小步骤这两种技巧特别有用，有助于你解决复杂的问题。

　　焦虑症阻塞你的思维过程，你可以发现在你试图解决一个问题或做出一项决定时你总在原地兜圈子。消极思维和让你不停地产生尤其是"如果……会怎么样"这种想法的能力会导致你无法思考，无法找到解决问题的方法和做出决定。

　　情感推理也可以成为你做出正确决定的拦路虎。有很多事情不单单靠回答"我是否想要它"就能解决得了，还有很多事情需要你进行多方面的考虑才行。

　　即使一个简单的决定也会涉及好多方面。如果有人说："我正在准备热饮料，你要不要来一杯？"你首先要问自己"我渴吗？"但是即使你不渴，也许你还是会说你要一杯饮料，因为你一直在忙碌所以想休息一下或想享受坐下和别人闲聊的机会。

　　如果你对热饮料做了错误的决定也没有什么关系，

但有些决定则需要你细细掂量。第一步你要给这个决定的重要程度打分。决定喝一杯饮料并不重要，你可以给它打 1 分（10 分为满分）；但是决定要买哪一所房子对我们绝大部分人来说至关重要，应该打 9 分。

焦虑症和消极思维会让你失去洞察力，让琐事变得过于重要，因此让你停止对琐事的无谓的担心是非常有用的一步。

做出决定

如果有一项决定很重要，需要你花很多心思，那么分数制度是一个能帮你解决问题的不错的方法。开始时列出这项决定的所有重要的方面。这么做会让你的思维变得明晰，而它本身也会清楚地表明你想做什么。你既可以列出情感问题也可以列出实际问题。

这里有一个例子，有一家人试图决定是在英国野营度假旅游还是去西班牙包价度假旅游。他们列出了几个选项：廉价、行程、天气、住宿、冒险和海滩。

下一步是对两种度假的每一个选项打分（10 分为满分），打分情况如下所示：

	野营度假	西班牙
廉价	9	4
行程	8	2
天气	3	9
住宿	2	7
冒险	7	4

	野营度假	西班牙
海滩	5	9
总分	34	35

这时候没有什么可选择的余地。但是，并不是所有选项的重要性都是一样的。你需要估量每一个选项的重要程度，通过对重要的选项乘以你选择的系数来增加这些选项的分数。

在我们的例子中，这一家人需要花费相对较少的度假，因此他们在廉价选项上乘以系数 3。

	野营度假	西班牙
廉价	27	12
行程	8	2
天气	3	9
住宿	2	7
冒险	7	4
海滩	5	9
总分	52	43

现在两者出现了差距，野营度假看起来是较好的选择。

如果算出总分后你发现你不希望选择的一方得了最高分，该如何是好？这只能意味着你一直知道自己想做什么。

解决问题

当然还有其他的帮你做出决定的方法，最重要的是找到一个对你有效的方法，能够阻止你陷入焦虑思维的泥潭中不能自拔。我们上面谈到的方法的优势是清晰。

清晰也是解决问题所需的——在你能够解决问题之前你必须知道存在什么问题。解决问题的基本步骤如下所示：

（1）确定问题所在。

（2）确定问题的重要性。

（3）确定解决这个问题的紧急性。

（4）考虑可能的解决方法。

（5）选择最佳解决方案。

（6）实施这个解决方案。

我们来解决一下上面例子里的问题。

（1）这个问题是什么？

有一些家庭成员想在英国享受野营度假，而另外一些成员想去西班牙享受包价度假。

（2）这个问题有多重要？

至关重要——父母都是上班一族，所以一家人共处的时间非常珍贵，需要人人满意。

（3）这个情况有多紧急？

非常紧急，他们用于解决这个问题的时间已经不多了。

（4）有什么可能的解决方案？

比较明显的解决方案是：

在英国野营度假。

去西班牙。

今年去这里，明年去那里。

但是一些线性思维可以产生一些其他的可能性：

做其他的大家都同意做的事情。

在西班牙野营度假。

在英国包价旅游度假。

这个阶段至关重要，体现了自由、开放讨论的优势。当每一个家庭成员被鼓励畅所欲言时，很快就会出现很多主意。在这种情况下，在英国享受涉及很多活动的野营度假适合每一个人的需求，从这一点上来讲，这样比较容易选择和实施最佳方案。

48. 生活的意义

    如果你患上焦虑症已经很长一段时间了，如果你感觉不管你有多努力你的康复还是没有取得什么进展，那么思考一下你的整个人生或许会有所帮助。在你患上焦虑症之前你正在做什么？你是否快乐和满足？如果答案是你正在做你不喜欢的事情，你特别不愉快或不满足，很显然你没有重返过去生活的愿望。

    这就能够解释为什么有时候看起来焦虑症患者会从焦虑症中受益。如果你能让别人去做枯燥乏味的琐事，如果你永远不用承担责任，如果你不用处理办公室同事之间的争斗、没有前途的工作和同事关系这些问题，那么也许你暗地里感觉焦虑症还可以带来些许好处。当然，和你的损失相比，你的所获不值一提，但是如果你看不到重新融入正常生活的任何意义，你会发现自己很难产生康复的动机。

    即使在康复过程中已经取得巨大进步的一些患者有时也会对他们的新生活感到失望。

    换句话说，有一些人发现他们的康复最终要依赖于找到广泛的生活目标和生活方向，从而让他们找到更有意义的生活。这有可能涉及培养一种还没有用过的才能或技能——由于不曾开发没有用过的潜能，这种没有刺激的生活就会产生厌倦感，从而滋生了焦虑症的发作。这意味着大家可以通过宗教信仰或哲学取得与精神力量的联系来达到内心的平静，也可以通过政治活动或社会活动努力让自己有所成就来达到内心的平静。

另外一点是，当患者感到他们无法利用适合他们的方法来应对一种情境而受困于其中时，相关的问题就会产生。例如，某种人际关系或工作向他们提出他们无法满足的要求时，焦虑症就会让他们回避这个问题。不管他们对康复工作有多努力，他们依然偷偷地害怕应对焦虑症。

你是否在抗拒康复

这些问题对任何一位焦虑症患者来说都是很难直接面对的，它会给人这样一种感觉：他们被控告故意这么去做，他们被控告只是为了躲避琐事或一个尴尬的情境而让自己生病。

你并没有故意让自己患上焦虑症。没有任何一个人会这么去做。但是一定要仔细思考我们说过的话。问问自己没有焦虑症的生活前景中是否有什么东西让你害怕或让你感到厌烦。

如果你发现很难探究这种想法，你可以尝试着通过内视法练习来帮助自己：

- 舒舒服服地躺下或坐下。
- 让自己放松几分钟。
- 想象着自己正在做你一直不能够做的事情。
- 想象着一个场景，自己正在这个场景中平静地做事情，同时没有受到焦虑症的干扰。
- 关于这个场景有什么好的地方？
- 关于这个场景有什么不好的地方？

想象着自己在不同的场景中重复做这项练习直到你遇到一两个很难想象让自己快乐的场景。

有时候对康复的抗拒来自于你的核心思维。也许你内心深处深信自己生来就不能取得成功。或者"全有或全无"的信念使你认为任何低于百分百康复的进步都属于失败。如果你属于这种情况，那么当你遇到任何挫折时，原先的思维模式就会跳出来捣乱，而你就会把这理解成一个严重的挫折。请记住停滞和挫折在康复过程中是不可避免的，你是可以克服它们的。要是你发现改变这种根深蒂固的想法很难的话，你可以利用你的支持系统来克服它。

如果你发现光凭自己的力量很难做到这一点，那么就找一名受过训练的顾问来帮你。

 勇敢面对困难问题

一旦找到你认为很难面对的问题，你就需要判定要采取什么措施来处理它。有时候，你可以利用自主性或问题解决技巧以另外一种方式来对待你的生活。学会说"不"、鼓励别人以不同的方式对待你和设定界限都可以帮你在生活中做出巨大的改变。

但是，有时候，你必须要面对一些比较重大的问题。如果当前你从事的工作让你非常不满意，那么你可能需要重新接受训练，从事更适合自己的工作。如你接受训练需要交费，或者你喜欢的工作不如现在的工作挣的钱多，那么换工作对你来说就不是那么容易了。

相似的是，你会发现在处理人际关系时将遇到更大的困难。甚至你有可能需要经历人生的剧变和情绪的巨大波动来放弃一种人际关系。

这些事情难度很大，对一些人来说，退回到焦虑症的世界中看起来是他们的最佳选择。如果你属于这种情况，你就需要考虑寻求专业的帮助。

♥ 患者如是说

"康复之路看起来那么的漫长，充满了坎坷和曲折。这条路磕磕绊绊，令人痛苦。此外，它还要求你必须做出许多承诺、付出很多艰苦劳动，并且一次只能迈一步。"

——朱莉

"……当他们面临几乎让他们难以置信的复杂问题

时，他们表现出了非凡的勇气。"

——玛格丽特

"我努力让自己做事情，尽管感到焦虑可我还是进行社交活动。但是我会回避和那个强奸犯有任何联系的地方。那个强奸犯和我的朋友住在同一个地区，所以我很难不变得孤立。"

——莎拉

"我接受团体治疗，同时我还参加关联咨询。这开启了我看待生活方式的大门。我有时有应对策略，有时缺少应对策略。我已经学完了第三级心理辅导课。"

——杜丽莎

49. 处理维护因素——总结

你可以看到维护因素是关于远离焦虑症的正常人的，是关于你患上焦虑症之前的正常生活的。在这些领域做出改变对任何一个人来说都很困难，需要你付出很多精力，但在焦虑症最严重的时候，你却没有这些所需的精力。

但是一旦你在康复中取得了进步，你就可以释放一部分焦虑症占有的精力，这时候你可以开始考虑在下一个阶段如何做出改变。

如果你害怕做出改变，那么你可以考虑寻求别人的帮助。你可以和一位心理顾问或治疗师一起探究被压抑的感情、缺少自信、低自尊和受伤的内在小孩等。如果你选择一位个人中心咨询师，你就要确信自己能够掌控在这项任务中你的任务量。

自信、解决问题和做出决定都可以通过学习一些课程来解决——考察一下你家附近有什么相关的夜校课程和其他课程。

如果你需要探究你精神方面的东西，请不要害怕，去求助你所在社区的宗教领袖吧。

维护因素列表

通过下面这个列表来确定一下你是否已经考虑到所有的维护因素。

- 为什么我患上了焦虑症
- 情感，理智/身体，压抑
- 自主性
- 自信和自尊
- 治愈你的内心小孩
- 解决问题和做出决定
- 生活的意义
- 抵制康复
- 困难问题

患者如是说——智慧箴言

"我对任何一位正在努力摆脱安定药的患者的建议是：慢慢来。即使过程非常艰难，你还是可以成功的。我对任何一位一般性焦虑失调症患者的建议是：使用积极思维，通过好好生活和好好照顾自己来缓解自己的焦虑情绪。"

——安德里亚

"我对任何一位认为自己已经尽了一切努力却还是一无所获的患者最好的建议是：请做好再一次绕圈子的准

备。也许当时有些东西并不适合你，但是过些时候，你可能已经做好准备可以接受它们了。"

——安德鲁

"我认为可以利用你的生活经历教自己如何快乐。我能感受到快乐也能感受到悲伤。"

——布里奇特

"就像登山运动员利用工具帮他们登山一样，你可以利用积极思维、呼吸训练和放松技巧帮助自己康复。记日记，在康复过程中记录下你的精神压力程度也是一个不错的主意，和你设定许多循序渐进的小目标，一步一个脚印来实现它们一样效果明显。"

——朱莉

"我们不能改变过去，但是我们可以从过去吸取教训。"

——玛格丽特

"这是你的选择，你即将控制病魔。

不要高估病魔而遭受生活的折磨。

病魔是可以控制的，并不是只有少数人能做到这一点。

如果你控制了病魔，它就再也无法控制你。"

——诺曼

"我一直建议刚开始进行康复的患者通过呼吸法和放松法控制焦虑症。治疗这种病，并没有什么灵丹妙药，你还要提前想到在康复过程中会出现挫折和停滞不前。找出适合你的方法并坚持不懈，千万不要在你感觉稍微好一些时就减少你的练习。"

——彭妮

"我对将要进行摆脱焦虑症康复工作的患者的建议是：饮食要合理，锻炼身体，并一定要明白你需要什么、又该如何满足你的需求。同时要有事可做——当你感觉焦虑时做一些事来代替这种感觉，这样你就不会做引起焦虑情绪的事情了。"

——莎拉

"我认为亲子讲座对我来说是其中的一个突破，使我意识到自己正在犯和父母一样的错误。"

——杜丽莎

"康复需要你付出心血、汗水和眼泪，相当多的眼泪——流眼泪没有什么不好，如果你哭泣，恰恰说明你正在摆脱焦虑症的束缚。"

——温蒂

50. 尾　声

　　现在你已经读到了本书的结尾——或者你正在快速浏览此处查看最后的情况是什么样子的，或者你只是如蜻蜓点水般翻了翻本书。我们把本书设计成一个完整的计划，按照让你受益最大化的顺序安排了一系列的活动，但我们知道只有为数不多的人会从头阅读这种类型的自助书。

　　如果你一直在略带或直接跳到结尾去读，我们建议你先深吸一口气，着手从头读起，每一项任务你都需要投入全部的注意力。同时，慢慢来，你需要花多长时间你就要花多长时间。

　　一旦你做到这一点，你就可以评估你的进步情况。毫无疑问，你对自己已经了解了很多，你对焦虑症也已经了解了很多。也许你已经能够使用这些知识和我们介绍的技巧，开始迈向远离焦虑症的生活的征程（任何人都不能完全摆脱正常的焦虑）。你甚至感觉到你在康复的路途上走了很远以至于你认为自己已经摆脱了焦虑症，已经完全康复。

　　但是故事还没有结束。

你现在感觉如何

当你正陷入焦虑症的泥潭中不能自拔时，你很容易想象如果你不这么焦虑，生活将是多么的美妙和简单。事实上，在你经历康复的过程中，你有可能感受到复杂的情感，其中的一些情感或许会让你大吃一惊。花一些时间思考一下这个问题，列出你感受到的情感。下面是一些你有可能经历的情感：

- 兴高采烈——当你完成一项任务时感受到的美妙的心情。
- 兴奋——为你开始拥有全新的生活而兴奋。
- 骄傲——为你目前为止取得的成就感到骄傲。
- 失望——你没有达到预期的目标时的心情。
- 顾虑——将来会是什么样子？
- 悲伤——你永远离开了你原来的生活。
- 担心——如果焦虑症死灰复燃怎么办？

如果你感到兴高采烈、兴奋或骄傲，那就好好享受这一刻。不论你做什么，都不要小觑了你取得的成就。如果你成功完成了对你来说很困难的事情，那么你是值得为此感到快乐的。

如果你感到失望该怎么办？花一些时间回头看一下你的笔记吧——它会让你想起你已经取得了多少进步，对焦虑症已经有了多少更深入的了解。记住每一个人都有不同的需求，每一个人会以不同的速度取得进步。你可以再次经历其中的任何一个或所有的计划。在你行动之前，问问自己是否需要设定新的目标，这些新目标是否需要更实际一些。

如果你对将来有所顾虑，就给自己一些时间让自己适应远离焦虑症的生活。所有的焦虑症都会占用你大量的时间和精力，往往使你孤立起来。当你走出焦虑症的泥潭后，刚开始你可能发现事情已经发生了改变，而这种改变让你困惑不已。不要担心，请利用你学到的新技巧来解决问题，一次解决一个。毕竟，住过院的人或在国外居住的人都必须要应对和你遇到的一样的变化。

你也许会感到悲伤，并为此吃惊不已，但要知道悲伤属于变化的正常的一部分。如果有崭新的开始，就肯定有结局。有得必有失。

如果你患上焦虑症的时间很长，那么你应该还没有做出多少调整让生活变得更舒适。每周你的帮手来拜访你并为你购物可能已经成了你与世隔绝的生活中的最重要的事情，但现在你不再需要他们而是要自己去购物了。

同时你会因为要做很多枯燥乏味的琐事而感到难过。去买衣服也许有所乐趣，但是去买肥皂、冰冻豌豆之类的东西对于我们绝大多数人而言却是一件苦差事。焦虑症曾经让你摆脱了这些苦差事，而现在你不得不"重操旧业"。

这些情感属于你摆脱原来的生活的正常的一部分。不要努力压抑这些情感，告诉自己它们终会消失的，同时告诉自己每一个人的一生既有灿烂阳光也有阴霾天气。你的确需要放弃旧东西，这样才有空间接纳等待你的新机遇。

如果你担心焦虑症卷土重来也是可以理解的，但是现在你已经武装上了新见解和新技巧，所以现在你不应该担心哪一天焦虑症像晴天霹雳一样再次降临，而是要回忆过去，思考当初患上焦虑症的原因。

你现在可以识别第一次被你忽视的警告信号。如果这些信号再次出现的话，你就会认出它们，甚至你会知道该如何处理它们。我们在书中已经介绍了不同的技巧，你现在已经知道哪些对你来说是最有效的。如果你感觉自己要重新陷入焦虑症的泥潭，你就要马上采取行动阻止它。让有效的措施各就各位——找出你的放松光碟，检查你的饮食习惯，记住要有信心挑战你的思维。换句话说，你要照顾好你自己。

请记住你的康复过程并不会一帆风顺，你可以把它看做是一个兜圈子的过程。也许你需要不止一次地绕圈子，但是当你不停地转回来时，情况会一次比一次好。

患者如是说

"现在我可以做我想做的任何事情。"

——朱莉

"从你听说的焦虑症的情况来看，

焦虑症是那么的恐怖，但事实并非如此。

有人说焦虑症是慢性病，你也患上它好多年了。

但是关键在于控制，它可以结束这种对抗。

如果你向恶霸投降，它们就会不断地回来。

因此为什么允许它们回来呢，你需要面对它们。

焦虑症也不例外，它想控制你。

不要随了它的心意！你可以重新面对人生。

如果放松警惕，焦虑症可能会卷土重来。

但它并不是一直会给你带来刺痛。

嘲笑它，面对它，不要输给它。

搞定它，它并不是那么难以对付。"

——诺曼

"我正在取得进步，但我希望取得更快的进步。"

——彭妮

"我正在学习开车。我做义工，正准备专职做这份工作，为最终找到一份工作做准备。"

——莎拉

"我是'远离焦虑热线'的一位志愿者，指导别的焦虑症患者。"

——温蒂

51. 我可以接受现在的我

你该如何知道什么时候表示你已经做了足够的康复工作呢？它取决于你设定的目标，而自我感觉良好就是一个不错的目标。孩子们很容易出现低自尊心态，感觉他们自己不合格，因为他们自始至终受到别人的评价，不仅在家里和学校里，即使在他们的休闲活动中也一直受到评价。成年人应学会放弃这种心态，接受自己现在的样子。

如果你继续坚持健康的生活方式，进行积极思维，在处理和别人的关系时继续保持自主性，继续释放而不是封闭你的情感，你就会改变自己，而这种改变是你以前想都不敢想的。你日常生活中的变化将会是永恒的，并且是深层次上的变化——有些事情依然会发生，但是你会把它们当做你进步的一部分而不是把它们当做又一次自我评价的机会。

努力提高你的自尊是一个漫长而又痛苦的过程，但它却是学会接受现在的你的至关重要的一部分。也许你还要与一些根深蒂固的信念做斗争——认为自己无用，自己不配过上好生活或自己需要做出改变等信念。

请记住成年人并不需要通过有所成就来证明自己。生活不是一场考试，不需要以此来评判我们是通过了或是失败了。如果你能摆脱你童年时代的权威人物，摆脱必须取悦于他们的想法，你就会得到自由，成为真正的你。你无须再害怕别人反对你。

同时你也不需要对你自身的情况感到愧疚。当然今天有很多活着的人没有空闲担心他们的自尊或他们的核心信念，因为他们把全部的精力都投入到生存的问题上——有足够的食物吃，为孩子们的将来做打算。

请不要对自己说："我好无能，对于很多人用不着考虑的问题我还要苦苦挣扎。"其实你并不软弱，实际上你应该庆幸不用担心自己的基本需求。

好像所有的人都会有这样的情况：一旦我们解决了人类的基本需求（食物、水、空气、睡眠），我们就会把注意力转到其他事情上。即使最原始的人类文化也包括精神方面的东西，比如允许牧师或巫师不用在田地里劳作或狩猎就能生活。你现在需要做的就是从基本的需求转向我们大家都需要的深层次的需求。

当你摆脱焦虑症、学会享受新生活时，你有可能会意识到你身上还有以前没有开发过的潜力。你可以决定去探索你的创造力，学习一门新技术或扩大你的社交圈子。当你向生活敞开心扉时，新机遇如同魔术一样会出现在你的面前。

进一步的帮助

如果你认为自己已经尽可能地做了足够多的自助工作后，依然还想取得进步，那么你可以从别的地方寻求帮助。有时候你只需来自于理解你的人的一点帮助就可以了。有一些慈善机构可以为焦虑症患者提供指导方案。或者你可以决定咨询一位心理顾问或心理治疗师——如果你已经确定了现在需要解决的困难，那么这种方法尤其有用。

心理咨询和心理治疗种类繁多，其中的一些更适合于短期的康复，一般有固定的治疗期。实际上认知行为疗法通常需要六到十五个疗程。

如果你需要探究自我发展和自我成长方面的问题，或者是需要克服童年时代被剥夺的权利或受到的虐待而造成的影响，那么你有可能需要一种持续时间更长、更为开放的治疗方法。

主要有两种开放的治疗方法：

- 心理动力疗法——这种疗法建立在弗洛伊德的理念基础上。
- 人本主义疗法——包括以人为中心的心理咨询、完形疗法以及很多其他的疗法。

有一些医生称他们的治疗方法是综合型疗法，这是指他们实施的训练会涉及多种疗法，他们在不同类型的疗法中选择适合每一位患者的方法。有时候你会发现"整体"这个词使用于疗法。采用整体治疗的医师会声称他们注重整体治疗，需要考虑患者生病的原因和疾病的症状，并检查和问题有关的一切方面（生理、心理和精神）。

一定要选择一名英国注册心理咨询师。你选择的咨询师必须接受过正规的训练，有行医资格，能够按照道德规范与行医法典办事，并且能够接受投诉程序。如果你想了解注册咨询师的具体情况，请和英国心理咨询和心理治疗协会联系。

和小组成员说再见

到和安德里亚、安德鲁、布里奇特、朱莉、玛格丽特、诺曼、彭妮、特丽莎和温蒂说再见的时候了。通过读他们的故事我们希望你能发现焦虑症是一种普通人就会患上的疾病。即使你患上焦虑症也不表示你是一个古怪、奇怪的人，最重要的是，你并不孤独。你属于一大群人中的一员，不过没有一个人是主动加入这个群体的。

从他们的故事中你也可以发现康复是完全可能的，你能够再次品尝生活的美好。他们所有的人刚开始内心都很痛苦，然后慢慢好转，至少已经好转到他们对生活持有乐观态度这种地步了。其中有几个人现在已经完全康复，还有几个人能够在当地的慈善机构靠做慈善工作来帮助别人。他们能够慷慨地把自己的故事告诉我们并再次体验以前的痛苦，这都表明了他们是多么渴望帮助别人。

补充资料

（1）用于肌肉放松的脚本。

这种简单的放松训练教你依次拉紧身体各组肌肉并依次放松它们。这样做时，你会渐渐地变得越来越放松。

你可以大声读脚本或者把声音录下来再播放。你还可以请别人读给你听或录音。一定要慢慢读，语气要平静，在读完每一遍后停顿几秒钟。

很少有人在第一次尝试时能够完全放松——往往需要重复很多次才行，每一次放松训练结束后，你都会有所收获——慢慢地你就能够完全放松。偶然情况下，第一次的训练会产生相反的效果，会让你入眠。如果你出现了这种情况请不要感到不安，这只是表明焦虑症让你疲惫不堪。

记住要在一个温暖、安全而又舒适的地方放松。安排好其他事情，以防在你放松所需的半个小时内受到干扰。舒舒服服地坐下或躺下做放松训练。当你听到"坚持"这个词时，要使肌肉有紧张感，并保持这种状态几秒钟。

脚本

专注于"脚本"这个词。通过鼻子吸气和呼气来放慢你的呼吸。每一次呼气后，让自己多放松一会儿。闭上双眼，专注于放松这个词。

握紧双拳，感受一下拳头的紧张。坚持一会儿。放松拳头，当你放松时感受一下和握紧拳头时的不同。平静呼吸并专注于放松这个词。

现在把你的手臂在肘部折叠起来，尽量使手腕和肩膀持平，保持紧张，注意前臂紧张的感觉。然后放松胳膊，让它们自然垂落。当你的胳膊放松时，自己体会一下有什么不同。继续关注放松这个词。

尽量伸直你的双臂，保持，感受双臂后面的紧张，然后放松双臂，注意一下双臂肌肉紧张和放松时的不同。

耸起你的肩膀向耳朵靠拢，保持，感受一下肩膀的紧张，然后放松肩膀并感受两者的不同。

尽量往后扬起你的脑袋，保持，感受颈部的紧张，然后放松脑袋并感受两者的不同。

抬起你的眉毛，皱起你的前额，保持，感受一下前额的紧张，然后放松眉毛和前额，坚持缓慢平静的呼吸。

现在绷起你的脸，紧紧地闭上双眼，坚持，感受一下眼睑的紧张，然后放松，体会两者的不同。

尽量咬紧你的牙关。真切地感受你的腭肌肉拉紧时的紧张，坚持，然后放松并体会两者的不同。专注于放松这个词。

接下来，让你的舌头顶住上腭，坚持，感受你的嘴巴和喉咙里边的紧张，然后放松，并感受两者的不同。

紧闭你的上下嘴唇，坚持，感受双唇挤压在一起的感觉，然后放松，感受两者的不同。

通过深呼吸绷紧你的胸部肌肉，坚持，然后通过呼气放松，感受一下胸部肌肉紧张和放松时的不同。让你的呼吸恢复到缓慢和平静的状态。

现在绷紧你的腹部肌肉，坚持，尽量绷紧，然后放松，感受两者的不同。

轻轻地弓起你的背并绷紧臀部，坚持，感受背部和臀部的紧张，然后放松，感受两者的不同。专注于放松这个词，并轻柔平静地呼吸。

伸直你的双腿，脚尖向下，坚持，感受腿部和脚的紧张，然后放松，感受两者的不同。继续关注于放松这个词。

让你全身都有放松的感觉，感受每一处肌肉回归放松的状态。让自己享受放松时安静祥和的感觉，并保持片刻，当你感觉差不多时，慢慢站起来。

（2）呼吸。

关于呼吸的更多论述——身体方面

你的肺在你的胸腔里面，有一整套肌肉帮你完成肺膨大和收缩的运动。健康的呼吸要用到这所有的肌肉。

想象着你的肺分为三个部分——顶端、中间和底部。不健康的呼吸，如你所知，只用顶端部分。通过下面的动作你可以感受到这三部分的呼吸。

①坐下或站立，让你的后背保持挺直状，放松。

②耸起你的双肩向耳朵靠近，吸气，放松。

③鼓起你的胸腔和肋骨，吸气，呼气，放松。

④让你的腹部向下、向外扩张，扩张到肚脐为止，吸气，呼气，放松。

做这项练习时慢慢来，不要着急。要量力而行——如果多年来你一直进行不健康的呼吸，也许你会发现正确的呼吸很奇怪。最后一个阶段，也就是在你扩张你的腹部吸气时，实际上在使用位于肺部底部的一块强壮的肌肉。

一旦你习惯了这三部分的呼吸，你就可以学习如何通过三者的协作进行平稳的呼吸了。

①坐下或站立，让你的后背保持挺直状态，放松。

②平稳吸气，提起腹部，打开胸腔和肋骨，最后稍微往上耸一下肩膀。

③平稳呼气，让肩膀下落，腹部和肋骨下沉，然后，稍微提起腹部以便排出最后沉滞的空气。

你可以看出，这种练习很复杂，需要花一段时间才能掌握要领。坚持每天训练，你可以每天做两次，每次15分钟。因为过程复杂，你会发现你的呼吸变得更慢了，这是一件好事。努力让自己每分钟吸气和呼气八次——也许你发现刚开始很难，但是要坚持不懈。

关于呼吸的更多论述——情感方面

呼吸和你的情绪状态有着密切的联系。

兴奋会让你感觉喘不过气来，悲痛会让你哽咽，情感上的痛苦会让你屏住呼吸，等等。它们之间的关系是双向的，因此改变你的呼吸就可以改变你的情绪。

更多的呼吸训练

这里还有来自于瑜伽里的方法帮助你进行呼吸训练和恢复平静。

停顿呼吸法

①舒服地站立、坐下或躺下。

②缓慢、平稳地大口吸气。

③间歇性地呼气，每一次呼气之间稍微停顿一下——分成两次、三次或四次进行。

④往外呼最后一口气前，不要使劲，轻轻地呼气直到你感觉腹部的肌肉稍微变紧。

⑤再次缓慢、平稳地大口吸气。

嗅闻呼吸法

嗅闻呼吸法用来放松紧张的胸腔。

①舒服地站立、坐下或躺下。

②用鼻子快速嗅闻几下空气。

③慢慢呼气。

④重复两到三次直到你感觉胸腔放松为止。

⑤正常呼吸。

吹蜡烛呼吸法

这种呼吸法有助于放松和控制你的膈肌。你需要一根点着的蜡烛——一定要注意安全。

①舒服地坐在蜡烛面前。

②通过鼻子慢慢吸气。

③通过嘴巴轻轻地往外呼气——要让蜡烛的火焰摇曳，但不要吹灭它。

④重复几次。

⑤如果累的话，休息一会儿。

（3）摆脱安定药和抗抑郁剂。

如果医生已经给你开了治疗焦虑症的药物，尤其是你已经服用了一段时间，那么也许你希望放弃服药。之所以这样，一方面，可能是因为你认为自己不再需要它，或者你正在经受令你痛苦的副作用，又或者你担心自己越来越依赖它。

另一方面，你还可能担心放弃服用这种药物后将要发生的事情——是不是会出现令人讨厌的断瘾症状？一旦停了药，焦虑症卷土重来该怎么办？

药物问题主要集中于一类称为苯环类药物的安定药：安定剂、利眠宁、劳拉西洋和阿普唑仑，以及有助于睡眠的羟基安定、硝基安定和氟硝西洋。主要问题是药物耐受性越来越强（这是指你需要摄入越来越多的剂量来取得相同的效果），如果你仓促停止服药断瘾症状就会出现。

最近大家也一直在谈论抗抑郁剂，尤其是新一代的像赛乐特和氟西汀这样的抗抑郁剂是否会导致相似的问题。

做出是否要继续服用这些药物的决定并不是一件容易的事。你需要权衡是利大于弊还是弊大于利。

苯环类药物可以导致一系列的副作用，最常见的有慌乱、结巴、遗忘、嗜睡、轻微头痛、残留效应（第二天还能感觉到药物的作用）以及攻击性的增强。它可以削弱你驾车或操作机器的能力，如果和酒精混用会很危险。这样就会限制你的工作能力、你的活动自由，干涉你社交活动和消遣活动所获得的快乐，因为这些活动需要你保持头脑清醒。

当前对医生的忠告是：他们开的药只能短时间内服用，只针对严重的焦虑症。但是，在大家还没有完全意识到这种危害之前就已经服用这种药的患者依然在服用它，因为他们不敢停下来。循序渐进地摆脱这种药物非常重要。不能突然停止服药，否则就会造成令人不快的和包括痉挛在内的危险的身体症状。

首先要和你的医生商谈这件事情。总的来说，如果你感觉不服药你的情况会更好的话，你可以询问医生如何帮你摆脱药物。假设他（她）在帮助患者摆脱安定药方面没有经验，你可以要求转诊到一位有这方面经验的医生那里。

你的目标是一小步一小步地减少你的用药剂量，每一次减少剂量后要花足够的时间来适应。这样会减少严重的断瘾症状，你会慢慢地开始感觉越来越警觉，精力越来越充沛。

许多断瘾症状和焦虑症的症状相似，所以你有可能很难区分你正经历的症状是暂时的还是潜伏在你身上的焦虑症开始浮上水面。此时，来自于自助团体或专业治疗师的心理支持，能给你提供帮助，有助于你理解当前正在经历的症状到底是什么，同时帮你学会不用再回头吃药就能够应对这种情况的新方法。

（4）关于焦虑症的更多论述。

广场恐惧症和幽闭恐惧症

这两种恐惧症有可能包括对下面一部分或所有情境感到恐惧。

①公共场所，尤其是有许多人的公共场所，例如购物中心或大规模的聚会（这个单词本身来自于希腊语

"agora"，意思是指市场）。

②离开那个代表着安全的家。能离家多远和多长时间要根据你所患的广场恐惧症有多严重来定。也许你不能离家一步，也许你能够在熟悉的圈子里走动，前提是知道自己能够轻易返回自己的家。

③坐公共交通工具旅行。

④坐汽车旅行。

⑤过桥。

⑥排队，例如在超市付款处或在银行排队。

⑦待在牙医诊所、理发店、电影院或饭店里。

⑧待在电梯、隧道等封闭的场所里。

广场恐惧症和幽闭恐惧症可能开始于一件简单的恐慌事件，但是后来变得广泛化，因为你害怕在任何难以逃脱的公共场所失去控制或晕倒。

对于每一种类型你都需要分别设定目标，并创建一个通向每一个目标的暴露阶梯。

特定对象恐惧症

有各种各样的特定对象恐惧症，我们可以把它们分成不同的类别。心理学家和其他专业人士用得最广泛的权威类别是美国出版的《诊断与统计手册第四版》。这本手册针对最常见的特定对象恐惧症做出了以下分类：

动物型：包括昆虫、爬行动物、蜜蜂、马蜂、蜘蛛、蛇、猫、狗、老鼠、鸟等。

自然环境型：关于物理环境和自然景观，例如：高地、暴风雨、地震等。

情境型：包括害怕封闭场所、害怕黑暗等。

晕血/注射/受伤型：例如害怕包括针头、医院等在内的就医疗程。

其他类型：例如引起疾病、窒息或呕吐的情境。

如果你认为自己患上的恐惧症没有囊括在内，也许你能在恐惧症列表网站上找到它。

请记住，你所患的恐惧症不管叫什么名字，不管是什么情境诱发了它的发作，根本的原因永远是焦虑症，康复的路途都是相似的。

有一些恐惧症根据诱发因素的不同，可能有时属于一种类别有时又属于另外一种类别；有一些恐惧症可能属于像广场恐惧症这种更复杂的情况的一部分。

社交恐惧症（也叫做社交焦虑症）

这属于一种复杂的情况，包括一系列的关于在别人面前处事和表演的恐惧。如果你患有社交恐惧症的话，你会担心自己做事时别人看着你，你会担心你做的事情会让你感到羞辱或难堪，或者担心别人会挑剔你或排斥你。也许你会过分在意你的外表、身高或身材，或怀疑你做正确的事或说正确的事的能力。

引起焦虑的典型的情境有以下几方面：

①参加社交聚会。

②在公共场合进餐、喝饮料。

③在别人的注视下转杯饮食或写东西。

④参加体育活动，例如：游泳或去健身房锻炼。

⑤使用公共卫生间。

⑥当众发言、表演。

⑦任何形式的个人对抗。

有一些患者只对一种类型的活动感到焦虑。有很多把"表演"作为职业的人——演员、音乐家、教师、政治家等——在公开露面之前会遭受这方面的折磨。对于其他患者来说，绝大多数牵扯到与别人在一起的活动都会让他们感到恐惧。

伴随社交恐惧症的躯体症状有：脸红、出汗、震颤、心悸、口吃和恶心等，这些症状给患者造成额外的痛苦，进一步形成恶性循环。尤其是脸红和呕吐恐惧（害怕恶心）本身就经常被看做是一种问题。

担心你的行为和担心别人对你的评价会使你很难与他人在一起相处。你的高度焦虑状态更有可能让你无法说出或做出你认为应该说或做的事情，并且在你说错事或做错事之后你更有可能继续担心这件事情。

健康焦虑

这属于介于恐惧症和强迫症之间一种情况，患者总是害怕自己生了重病，或根据自己对身体感觉和身体变化的一种误解产生自己生了重病的想法。与此有关的行为包括：

- 不断地检查自己的身体。
- 从别人（例如：医生、朋友和家人）那里寻求自己没有生重病或没有严重症状的慰藉。
- 不断地请求进行身体检查。
- 查看其他的医学信息来源（例如：上网搜索医学网站）。
- 回避或逃离像电视节目或报纸这样的和疾病有关的刺激物。
- 把自己看成一位病人（例如：回避任何努力以防引起心脏病的发作）。

(5) 其他相关的疾病。

躯体变形障碍

躯体变形障碍的特点是过分关注身体外表的真实或想象缺陷，例如：特定的面部特征或皮肤的瑕疵。患有这种心理疾病的患者经常认为自己是一个丑八怪，很难控制关于外表的消极想法，即使别人告知他们的外表正常，轻微的或想象的缺陷微不足道或被夸大其词，他们还是不相信。这些人通常缺乏自尊，害怕受到别人的排斥。

有一些患者意识到他们对于"缺陷"的看法是扭曲的，但却无法控制那样想的冲动。其他一些患者可能采用强迫仪式性动作来审视、掩藏、遮盖或改进他们的缺陷。他们可能花大量的时间在任何像镜子这样的东西前审视自己，让别人相信他们是如何的丑陋。他们强迫性地寻找医生来进行药物治疗或接受美容手术。他们会竭尽所能改进他们的外表，即使用危险的手段也在所不惜。

躯体变形障碍不属于焦虑症的范畴，但是，因为它和一些焦虑症（社交恐惧症、强迫症和减抗焦虑）相似，所以你会发现本书中描述的一些方法对于治疗这种疾病也会有所帮助。我们推荐你也可以从你的医生那里寻求更多的专业帮助。

进食障碍

进食障碍是另外一种障碍疾病，属于精神障碍，但主要和饮食问题有关。主要有下面三种类型：

- 神经性厌食症：是指一个人通过节食来维持健康的体重。
- 神经性厌食症：是指反复出现的暴食以及暴食后为了

控制体重出现的不恰当的抵消行为，如诱吐、节食等。

- 强迫性暴食症：是指暴食行为，在很短的时间内迅速吃掉大量食物。

患者通过进食来应对令人痛苦的情境、情感或减少压力，这样就出现了进食障碍。进食障碍和焦虑症有很多重叠的地方，有许多患者同时患有这两种疾病。如果你属于这种情况，那么你可以发现本书中介绍的方法同样有用，但是因为进食障碍损害你的身体健康，严重的情况会危及到生命，因而我们推荐你同时还要咨询你的医生或和针对进食障碍的机构取得联系。

慢性疲劳综合征

这种疾病有很多不同的名字，其症状包括：

- 极度疲劳。
- 肌肉与关节痛。
- 睡眠中断。
- 失去食欲。
- 记忆力减退。
- 无法集中注意力。

当前对于这种疾病是属于心理还是身体的健康问题还没有共识，也没有公认的治疗方法，但是在疾病急性发作期和复发期需要充分的休息看起来是至关重要的。

慢性疲劳综合征不属于焦虑症，但患上这种疾病的患者如果按照本书建议的方法去做的话，会发现这些方法有不错的疗效。